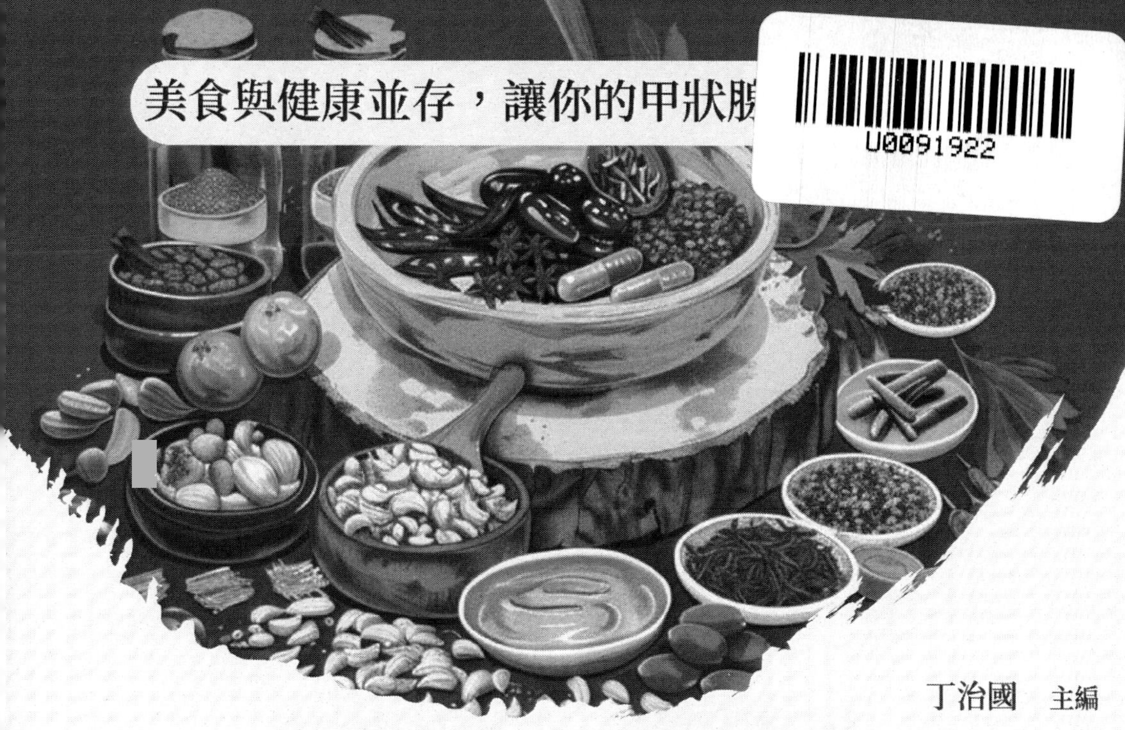

U0091922

丁治國　主編

中醫智慧 × 現代營養

吃對吃好
遠離甲狀腺
疾病困擾

【全方位的康復方案】

透過簡單可行的食譜調養

提高甲狀腺疾病患者的生活品質——

中醫基礎理論＋現代醫學知識

專門針對甲狀腺疾病患者的日常飲食調養！

目錄

前言

近年來，隨著人們生活、工作壓力的不斷增加及飲食習慣的改變，甲狀腺疾病的發生率呈逐年上升的趨勢，相關調查顯示，甲狀腺疾病是最常見的疾病，平均約每七人中約有一人罹患甲狀腺結節。因此，探索甲狀腺疾病發病的影響因素，對甲狀腺疾病的預防及臨床治療是十分必要的。現代醫學治療甲狀腺疾病主要以定期複查、甲狀腺激素替代治療、抗甲狀腺藥物治療、放射治療及手術治療等為主，存在觀察期內疾病持續進展、部分疾病尚無確切有效治療手段、部分患者使用現代藥物治療效果不佳、手術治療後易復發等臨床難題。中醫學以「整體觀念，辨證論治」為核心思想，在治療疾病時除了關注疾病本身所突顯的症狀外，著眼全面，從整體上對人體進行有效調治、辨證用藥和辨證施食，相較於現代醫學有其獨特的優勢。

古代醫家依據甲狀腺疾病的臨床表現及特點，將甲狀腺疾病歸為中醫學中的「癭病」範疇，是一類以頸前喉結兩旁結塊腫大為主要臨床特徵的疾病。「癭」作為病名首見於《諸病源候論》，其中提出了癭病的發病原因，「諸山水黑土中，出泉流者，不可久居，常食令人作癭病，動氣增患」；「癭者，由憂恚氣結所生，亦日飲沙水，沙隨氣入於脈，搏頸下而成之」，指出癭病的發生與飲食、水土因素密切相關。飲食是人類賴以生存和維持健康的基本條件，是人體後天生命活動所需精微物質的重要來源。宋代嚴用和《濟生方》有云：「善攝生者，謹於和調，使一飲一食，入於胃中，隨消隨化，則無留滯為患。」說明如果飲食失宜，可成為病因而影響人體的生理功能，導致臟腑機能失調或正氣損傷而產生疾病。因此，在日常防治甲狀腺疾病時，注重飲食調養是十分必要的。本書以中醫學「整體觀念」為主要思想，以「醫本相應論」為核心，指引甲狀腺疾病患者在疾病的不同階段輔以較為適當的飲食，為今後臨床防治甲狀腺疾病及病後調護提供一定的參考。

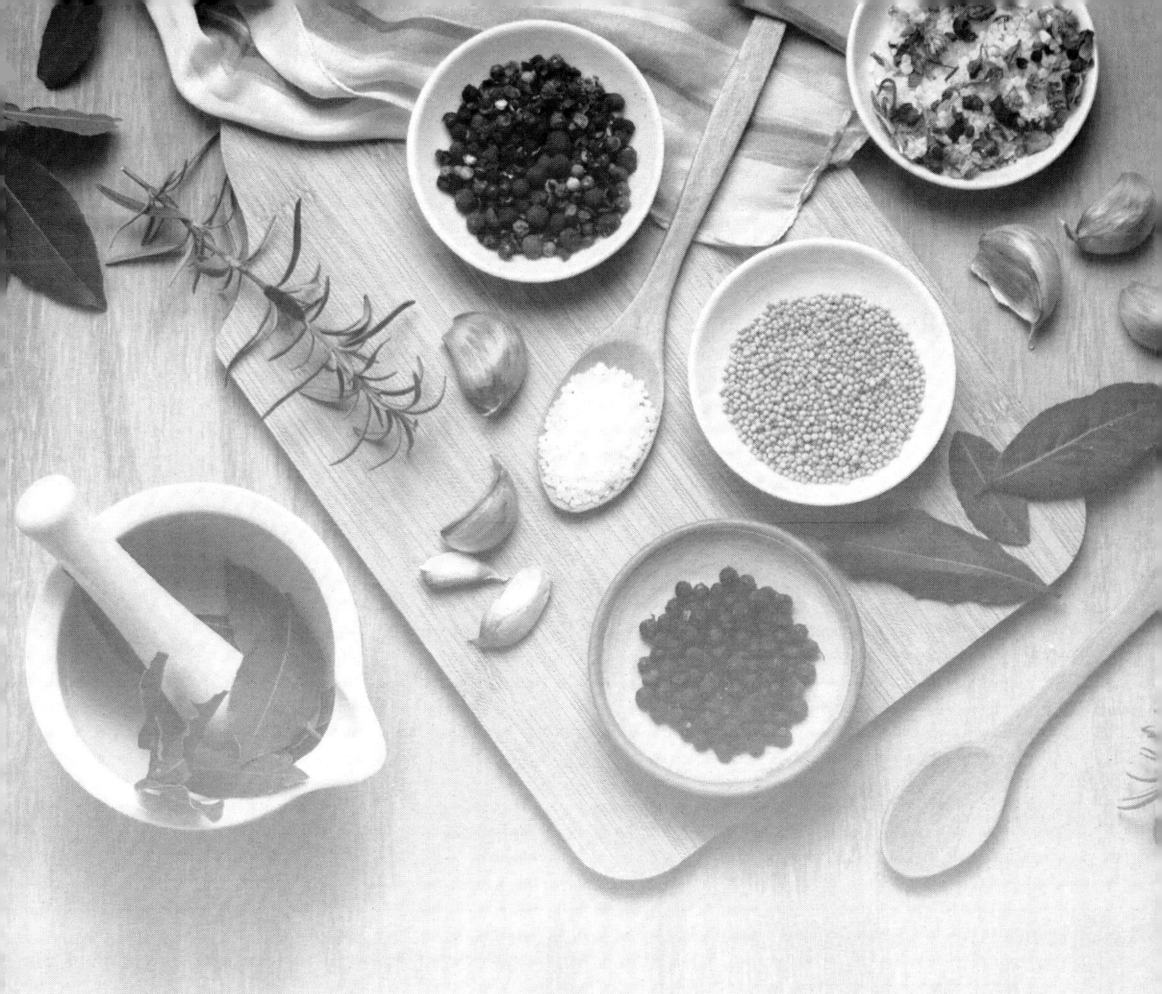

第一章

了解甲狀腺

第一節　甲狀腺的形態及位置

甲狀腺（thyroidgland）是人體最大、最重要的內分泌腺，能分泌甲狀腺素（thyroxine，T4）和降鈣素（calcitonin，CT），以控制人體的代謝率和鈣的代謝以及促進人體的正常生長發育。國外成年人的甲狀腺重達20g左右。成年亞洲人的甲狀腺重達25～30g，整個腺體寬5 cm，高5 cm，在個體、性別、年齡、地區之間都有差別，妊娠或哺乳期略大。

甲狀腺（圖1-1）呈「H」形，一般包括左、右側葉（left lobes，right lobes）和中間的峽部（isthmus），61.5%的亞洲人尚有一錐體葉（pyramidal lobe）。錐體葉是甲狀腺發育過程中的殘餘結構，通常由峽部向上延伸至舌骨，多位於頸正中線的左側。17%的錐體葉獨立存在，稱為「副甲狀腺」（accessory thyroidgland），副甲狀腺多存在於左、右側葉附近。如側葉的下極延伸至胸骨柄的後方，稱為「胸骨後甲狀腺」（retrosternal thyroidgland）。少數人甲狀腺峽或錐體葉上端有一條（多見於左側）或成對的細小肌束，甲狀腺提肌（levatorglandulae thyroideae）連於舌骨或甲狀軟骨。該肌由喉上神經喉外支支配，有上提甲狀腺的作用。

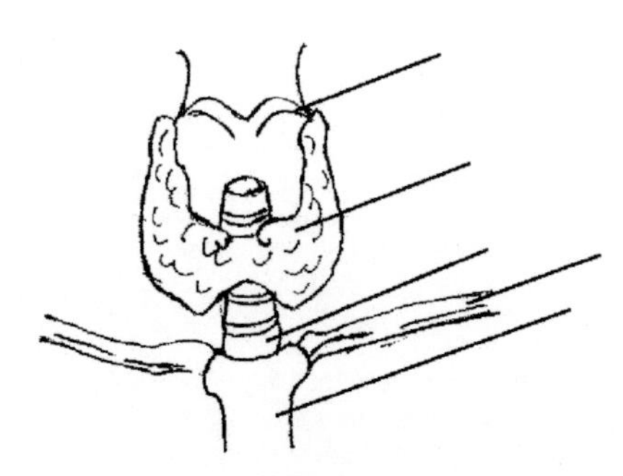

圖1-1　甲狀腺形態示意圖

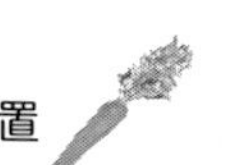

甲狀腺的左、右側葉附著於喉和氣管的前外側，多數位於第 3 ～ 6 頸椎。側葉的上極大多平甲狀軟骨中點，下極多數位於第 4 ～ 5 氣管軟骨環，少數可低至第 3 甚至第 6 氣管軟骨環。甲狀腺峽部連接左、右側葉，一般位於第 1 ～ 3 氣管軟骨環，少數位於第 2 ～ 4 氣管軟骨環的前方。因此，施行氣管切開術時可將甲狀腺峽部分離開來，以免影響氣管的暴露；對過於寬大的峽部，可自中線處切開。

甲狀腺的前面由淺入深為皮膚、淺筋膜（內有頸闊肌）、頸前靜脈、頸深筋膜淺層、舌骨下肌群、胸鎖乳突肌前緣以及氣管前筋膜。左、右側葉的後內側與頸部的管狀器官喉與氣管、咽與食管鄰接。側葉內側面的上方有喉上神經外支經過，下方有甲狀腺下動脈的兩個腺體支以及位於氣管與食管溝內的喉返神經。側葉的後外側與頸動脈鞘內的總頸動脈、頸內靜脈、迷走神經以及交感神經幹相鄰。因此甲狀腺嚴重腫大時可壓迫鄰近管狀器官，導致呼吸、吞嚥困難，壓迫喉返神經造成聲音嘶啞；如向後外方壓迫交感神經幹時，可出現霍納症候群（Horner's Syndrome），表現為瞳孔縮小、眼裂變窄（上瞼下垂）、面部潮紅、無汗和眼球內陷等症狀。

胸骨甲狀肌附於甲狀軟骨，該肌肉的作用可使甲狀腺緊貼於喉，對於腫大的甲狀腺可限制其向上擴展。因此嚴重腫大的甲狀腺，由於向上擴展被限制，則向下擴延至胸骨後方，壓迫氣管，引起窒息，同時可壓迫靜脈，引起嚴重的頭頸靜脈迴流障礙。

第二節　甲狀腺的作用

甲狀腺具有分泌甲狀腺激素的作用，甲狀腺激素在體內有廣泛的生理作用，其中最主要的是促進組織氧化及物質能量代謝。此外，對人體組織的生長、成熟，對神經系統與心血管系統的成熟及功能狀態的維持等也發揮著重要生理作用。可以說，當甲狀腺激素過量或不足時，人體沒有任一器官和組織能不受其害。T4（即四碘甲腺原胺酸，Tetraiodothyronine，又名甲狀腺素，簡稱 T4）與 T3（即三碘甲狀腺素，3,5,3' Triiodothyronine，簡稱 T3）均具有生理作用，T4 在外周組織中可轉化為 T3，而且後者活性較大，以往認為 T4 透過 T3 才發揮作用，現知 T4 不僅是 T3 的激素原，且本身也具有生理作用，約占全部甲狀腺激素作用的 35%。還發現甲狀腺激素作用的細胞核受體，存在 T3 和 T4 兩種結合位點，只是 T3 結合位點的親和力較 T4 高 10 倍。以下分別講述甲狀腺激素的主要生理作用。

一、對代謝的影響

(一) 產熱效應 (thermogenesis)

雖然人體的基本氧化產熱過程並非必須甲狀腺激素參與，但甲狀腺激素能增加人體物質代謝率、攝氧量和產熱量，以增強人體的活動能力和對外界的反應能力。無論是在人體還是離體組織，甲狀腺激素均使氧耗量和基礎代謝率增加，這一過程需要潛伏期，約數小時甚至數天，在絕大多組織陣列都很明顯，但除脾、腦和睪丸等外。T3 較 T4 作用更明

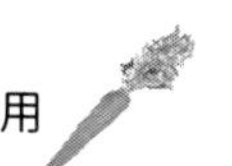

顯，但維持時間較短。臨床上患者的症狀也反映了甲狀腺激素的作用，甲狀腺功能亢進時，產熱增加，基礎代謝率升高，所以人體怕熱喜涼，極易出汗；甲狀腺功能減低時，基礎代謝率下降，人體喜熱惡寒，少汗。這兩種情況都使患者難以適應環境溫度的變化。

（二）對糖代謝的作用

甲狀腺激素促進小腸黏膜對糖的吸收，加強肝糖分解，抑制肝糖合成，因此有升高血糖的傾向，但是 T3 與 T4 也加強外周組織對糖的利用，使血糖降低。甲狀腺功能亢進時血糖常升高，有時會出現糖尿。甲狀腺激素對糖代謝的作用有的依賴於其他激素，或與其他激素共同調節，尤其是兒茶酚胺（Catecholamine）和胰島素。甲狀腺激素能增強腎上腺素的肝糖分解作用，並能調節腎上腺素促肝糖分解作用和升高血糖作用的幅度，可能是增強腺苷酸環酶 -cAMP 系統反應的結果。甲狀腺激素能加強胰島素的肝糖合成和對葡萄糖的利用。此外，甲狀腺激素的作用還與劑量有關，有時呈現雙向反應。

（三）對蛋白質代謝的作用

甲狀腺激素對蛋白質代謝的作用可能是其代謝的最基本的作用。刺激蛋白質的合成也可能是該激素產熱的原因之一（而刺激一些特殊酶的合成則又引起其他代謝變化）。T3 或 T4 使肌肉、肝和腎的蛋白質合成明顯增加，從而使細胞數增多，體積增大，尿素氮減少，出現正氮平衡。甲狀腺激素分泌過多時，則加速蛋白質分解，也可促使骨的蛋白質分解，導致血鈣升高，尿鈣減少，引起骨質疏鬆。肌肉蛋白質分解加速，則使肌肉收縮無力，肌酸酐（Creatinine）含量降低而尿酸含量增加。甲狀腺激素分泌不足時，蛋白質合成減少，肌肉也收縮無力，但組織間黏蛋白增多，能結合大量水分子和正離子，引起黏液性水腫，指壓不凹陷是其特點。生長速率的變化是最能反映甲狀腺激素對蛋白質合成作用的，也表現出雙向性。甲狀腺功能減低時生長減慢，而用替代劑量的甲狀腺激素時可使生長恢復，但劑量過大時則又抑制生長。總之，甲狀腺激素可刺激蛋白質的合成代謝和分解代謝，但過量的甲狀腺激素卻使蛋白質的降解大於合成，導致蛋白質缺失，使肌肉減少，肌力減弱和體重減輕。甲狀腺激素減低時常伴有輕度正氮平衡，對蛋白質降解的影響大於對合成的影響，使蛋白質合成減少，且蛋白質更新減少。因此，無論甲狀腺功能亢進或減低都有礙生長、發育和人體組織結構的維持。當T3、T4 增多時，蛋白質分解代謝增加，胺基酸進入肝臟增多，肝糖異生增加。

(四) 對脂肪代謝的作用

甲狀腺激素對脂肪代謝作用涉及各個方面，包括脂肪的合成、轉運和降解。總體來說，對脂肪的降解作用大於合成作用。甲狀腺激素過多時總體效應是使脂肪儲備減少，在血漿中的濃度降低，包括三酸甘油酯、磷脂和膽固醇；甲狀腺激素不足時則得到相反的結果。脂肪酸的代謝變化常發生在它的貯藏和降解處。甲狀腺激素增加脂肪組織的分解，這是透過對腺苷酸環酶 -cAMP 系統的直接作用，或提高脂肪組織對其他促脂肪分解物質 (如兒茶酚胺、生長激素、糖皮質激素和升糖素) 的敏感性來完成的。當甲狀腺功能亢進時人體脂肪儲備耗竭，故體重減輕，血液三酸甘油酯、膽固醇、磷脂減少，反之，甲狀腺功能減低時，血液膽固醇及其他脂質增多，體重增加。綜上所述，可知甲狀腺激素對糖、脂肪、蛋白質的代謝有雙向作用，既促使其吸收和合成，又促使其降解與利用；並且與劑量有關，小劑量促進吸收與合成，大劑量促進降解與利用，甲狀腺功能亢進時，由於蛋白質、糖和脂肪的分解代謝增強，患者常感飢餓，食慾亢進，但又明顯消瘦。

(五) 對維生素代謝的作用

一方面，甲狀腺激素升高時對輔酶和維生素的需求增加。甲狀腺功能亢進時對水溶性維生素如維生素 B1、維生素 B2、維生素 B12 及維生素 C 的需要增加，所以，這些維生素在組織中的濃度降低，一些水溶性維生素轉變成輔酶的過程也發生障礙，可能是能量轉換受阻所致；另一方面，從維生素合成輔酶又需要甲狀腺激素。脂溶性維生素的代謝也受到甲狀腺激素的影響。如暗適應所需的色素 —— 維生素 A 醛（視黃醇），需從維生素 A 轉換而成，而維生素 A 又在肝臟中由胡蘿蔔素合成，這一合成需甲狀腺激素參加，當甲狀腺功能減低時胡蘿蔔素的這種轉化不能完成，故在血液中堆積，可使皮膚發黃（稱為「胡蘿蔔素血症」），但患者鞏膜不黃，可與黃疸相鑑別。

二、對生長發育的影響

甲狀腺激素有促進組織分化、生長和發育的作用，對骨和腦的發育尤為重要。年齡越小，甲狀腺激素不足對生長發育的受阻越明顯，正在生長中的動物切除或破壞甲狀腺則生長完全停止，兒童甲狀腺功能減低，則生長停頓，給予甲狀腺激素後又可生長。甲狀腺激素刺激骨化中心發育、軟骨骨化和長骨生長。甲狀腺功能減低的兒童患者骨髓骨化中心出現的時間推遲，比實際年齡要晚若干年，故骨齡比年齡幼稚，其骨骺閉合也晚。必須指出，胚胎期甲狀腺激素不足，腦的發育會發生明顯障礙，神經細胞變小、變少，軸突、樹突和髓鞘均減少，膠質細胞也減少。神經組織中的磷脂、蛋白質、各種酶和神經傳導物質含量都降低。髓磷脂出現晚而少，出生時腦的發育已受影響，出生數週到數月出現明顯智力減退和遲鈍，故更應儘早防治，必須在出生後 3 週內給予甲狀腺激素。甲狀腺激素不僅促進生長，對各組織的分化成熟也必不可少，幼兒缺少甲狀腺激素不僅身材矮小，而且姿態和外形始終停留在幼童階段，鼻眶輪廓及牙齒發育也受影響。

三、對人體各系統的影響

(一) 對神經系統的影響

甲狀腺激素不僅與神經細胞的生長發育成熟有關，而且與神經系統的正常功能的維持密切相關。成人甲狀腺功能減低者，雖然神經系統的發育已完成，智力正常，但心理活動受影響，中樞神經系統興奮性降低，運動和語言遲緩，記憶力減退，表情淡漠，思考能力低下，神經反射減弱，終日嗜睡，腦電圖 α 波延長或消失 (反應興奮性降低)。反之，甲狀腺功能亢進者或甲狀腺素應用過多者，則中樞神經興奮性亢進，表現為神經反射增強，急躁易怒，煩躁不安，語言增多，注意力不易集中，或有肌纖維顫動，甚至可發展成興奮性躁狂。嬰兒甲狀腺功能減低者，智力減退，呈痴呆狀，甚至聾啞。一方面，是由於神經系統發育直接受阻；另一方面，出生後一段時間內血腦屏障對甲狀腺激素的通透性較高，甲狀腺素進入腦內增多，對腦刺激加強使攝氧量增加，也間接促使腦生長發育，一旦甲狀腺素減少，影響其生長發育。

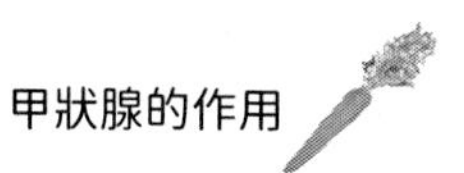

（二）對心血管系統的影響

甲狀腺激素可不依賴兒茶酚胺直接作用於心血管系統。①甲狀腺激素影響竇房結功能和房室傳導，甲狀腺功能亢進動物心肌細胞再極化時間縮短，心房興奮組織的絕對不反應期縮短，舒張期的去極化自律性增加，竇房結的激動自律性也加快，引起竇性心跳過速，當心房興奮性增高到一定程度可發生竇性顫動，由於同時有房室結容易通過，故常伴有快速的心律。②甲狀腺激素能使心肌細胞中的收縮蛋白——肌動蛋白和肌凝蛋白（肌球蛋白）的數量增加，並使後者三種異構體 αα、αβ，其中活性最強的 αα 增多，增加心肌細胞的 Na ＋ -K ＋ -ATP 酶，為收縮蛋白提供能量，增加攝氧量，從而增強心肌收縮力、增加心肌作功。

甲狀腺功能亢進患者心率加快，常有心悸、憋氣感，活動後加劇，靜止時心率常超過 100 次 /min。一方面，由於心肌收縮力加強，加上心率加快，心輸出量增加，還導致收縮壓升高；另一方面，甲狀腺激素使產熱增多，外周血管擴張，使外周阻力降低，脈壓差變大。甲狀腺激素分泌越多，基礎代謝率越高，心率越快，脈壓越大。可見甲狀腺功能與心血管活動密切相關。過多的甲狀腺激素增加心肌攝氧量，引起冠狀動脈相對供血不足，故甲狀腺功能亢進患者合併冠心病者常誘發心絞痛，即使冠狀動脈正常也可能出現心絞痛甚至心肌梗塞。少數甲狀腺功能亢進患者因長期未能滿意控制或伴有隱性心臟病而發生甲狀腺功能亢進性心臟病。甲狀腺功能減低患者，則與甲狀腺功能亢進相反，心肌收縮力減弱，心跳過緩，心率減慢，心輸出量減少；由於甲狀腺激素減少，膽固醇降解及排出少於其合成，故可發生高膽固醇血症，是形成動脈硬化和冠心病的危險因素。但由於心肌攝氧減少程度比冠狀動脈供血減少更顯著，故即使有冠狀動脈狹窄，卻很少有心絞痛發生，心肌梗塞也不常見。

（三）對其他內分泌腺體的影響

甲狀腺功能對生殖功能和性腺影響是多方面的。在女性，甲狀腺功能亢進時常有月經稀少甚至閉經，甲狀腺功能低下時可有月經不規則，早期出血增加，晚期出血減少，並可導致閉經和不育，即使受孕也易流產。在男性，嚴重的甲狀腺功能減低患者如呆小症，患者其男性生殖器睪丸、陰莖、陰囊發育不全，睪丸不降、第二性徵不出現或不明顯，並伴有性慾下降，精子數下降。

（四）對血液系統的影響

甲狀腺對紅血球的生成有影響。大部分甲狀腺功能減退患者（黏液性水腫患者）有貧血，服用甲狀腺素後能好轉；但對正常人甲狀腺激素並沒有明顯的紅血球增生效應。甲狀腺功能減退患者的貧血可能是因為基礎代謝率降低造成適應性攝氧減少而引起的，當用二硝基類藥物以增高代謝率時，血中甲狀腺激素濃度不變但紅血球數上升。甲狀腺功能亢進患者偶有貧血可能與營養不良有關。

（五）對消化系統的影響

甲狀腺激素可造成肝糖缺乏，故可誘發或伴發糖尿病。甲狀腺功能亢進患者可有肝功能異常，甚至有肝實質性病變，出現肝腫大甚至黃疸。治癒甲狀腺功能亢進後肝功能可復原。

甲狀腺功能減退患者，因腸蠕動減少，故出現便祕；甲狀腺功能亢進患者，因腸蠕動增加，故大便次數增加或有腹瀉。甲狀腺功能亢進患者可伴有高胃泌素血症，但與 T3 濃度高低無關，治療後可復原，且機制不明。

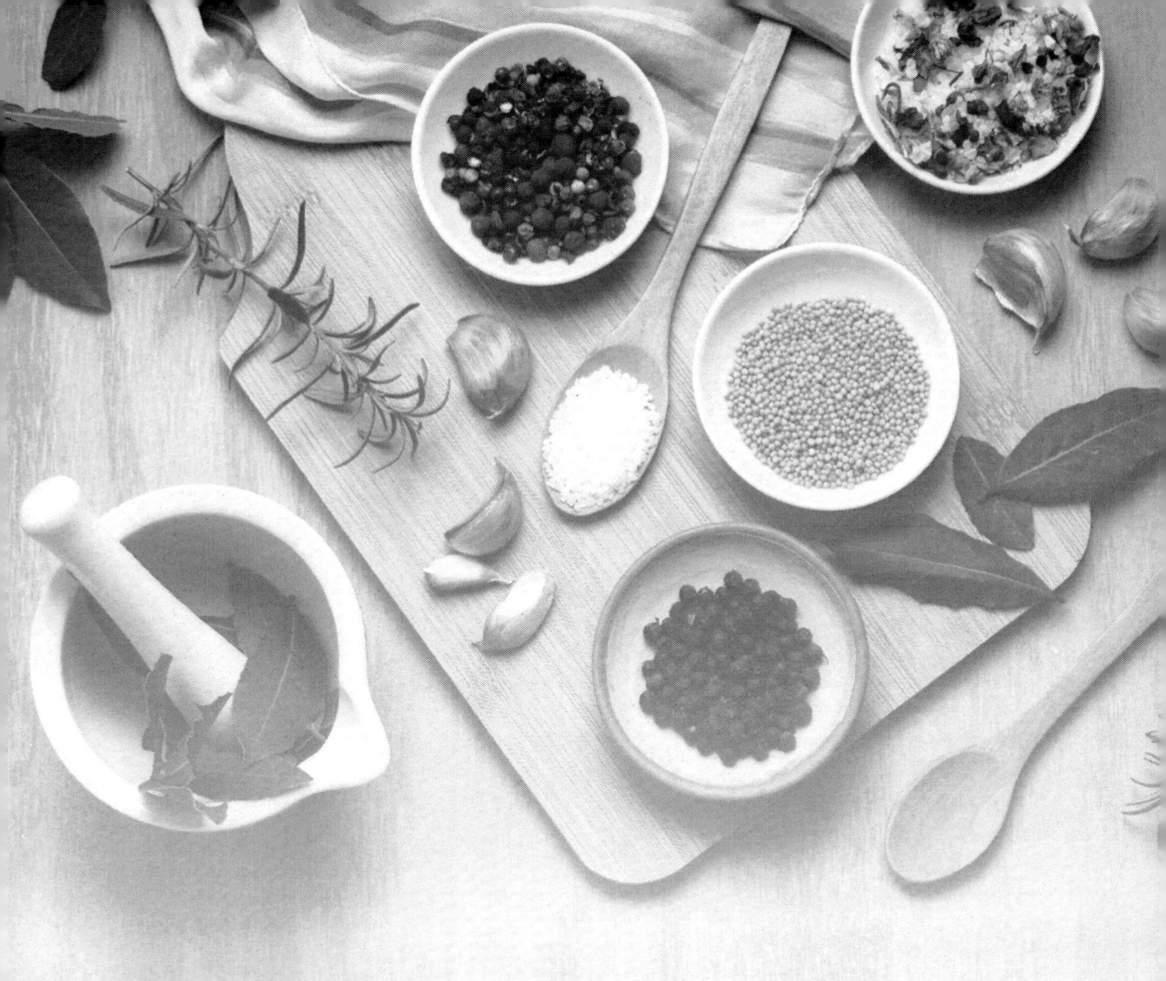

第二章

了解常見甲狀腺疾病

第一節　甲狀腺功能亢進症

甲狀腺功能亢進症（hyperthyroidism）指甲狀腺腺體不適當地持續合成和分泌過多甲狀腺激素而引起的內分泌疾病，簡稱「甲亢」。甲亢按照發病部位和病因可分為原發性甲亢和中樞性甲亢。原發性甲亢屬於甲狀腺腺體本身病變，包括自體免疫性甲亢——葛瑞夫茲氏病（又稱「毒性瀰漫性甲狀腺腫」）、多結節性毒性甲狀腺腫、高功能自主性甲狀腺腺瘤、碘甲亢。而中樞性甲亢又稱為「垂體性甲亢」，是由於垂體促甲狀腺激素（thyroid stimulating hormone，TSH）腺瘤分泌過多 TSH 所致。

一、症狀和徵候

甲亢患者以代謝亢進和神經、循環、消化等系統興奮性增高為主要臨床表現。

(1) 高代謝症候群：是最常見的臨床表現，包括乏力、怕熱、多汗、皮膚溫暖、潮溼、低熱、體重下降等。

(2) 神經系統：易怒、失眠、緊張、焦慮、煩躁、常常注意力不集中。伸舌或雙手平舉可見輕微震顫、肌腱反射活躍。

(3) 眼部表現：可有異物感、脹痛、畏光、流淚、複視、視力下降等症狀。

(4) 甲狀腺：葛瑞夫茲氏病患者甲狀腺多呈瀰漫性腫大，質地軟或堅韌，無壓痛，在甲狀腺的上、下極可觸及震顫，聽診可聽及血管雜音。結節性毒性甲狀腺腫患者可觸及甲狀腺結節性腫大。高功能自主性

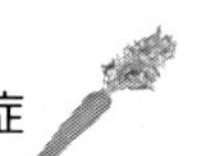

甲狀腺腺瘤患者可觸及孤立結節。

(5) 心血管系統：患者感到心悸、氣促、活動後加劇。心率增快、心尖部第一心音亢進、可聞及收縮期雜音；心律失常以早發性心房收縮為最常見，也可見心室或交界性收縮、陣發性或持續性心房顫動。嚴重者可發生缺血性心臟病、心臟增大、心力衰竭。

(6) 消化系統：常表現為食慾亢進、大便次數增多或腹瀉、腸鳴音活躍。少數患者可出現噁心、嘔吐等症狀，或出現轉胺酶升高、黃疸等肝功能異常表現。

(7) 血液系統：部分患者有輕度貧血，外周血白血球和血小板計數可有輕度降低。

(8) 脛前黏液水腫：是葛瑞夫茲氏病的特徵性皮膚表現，發生率大約為5%。常見於脛骨前下1/3部位，皮損多為對稱性，早期皮膚增厚、變粗、毛囊角化症，可見廣泛大小不等的紅褐色或暗紫色突起不平的斑塊或結節，後期皮膚如橘皮或樹皮狀，可伴繼發性感染和色素沉澱。

(9) 內分泌系統：女性常表現為月經量減少、週期延長，甚至閉經。男性可出現乳房發育、陽痿等症狀。由於骨代謝轉換加速，可引起骨質疏鬆症。

二、輔助檢查

(一) 甲狀腺功能評估指標

(1) TSH 測定：一般 TSH 均低於正常值下限。

(2) 甲狀腺激素測定：在一般情況下，臨床甲亢患者血清 TT3、FT3、

TT4、FT4 均升高，T3 型甲亢僅 TT3、FT3 升高，亞臨床甲亢患者甲狀腺激素濃度正常。妊娠、病毒性肝炎等可使甲狀腺球蛋白濃度升高、血清 TT4 和 TT3 濃度升高。反之，低蛋白血症、應用糖皮質激素等可使甲狀腺球蛋白濃度下降，血清 TT4 和 TT3 濃度下降。

(二) 甲狀腺自身抗體

(1) TRAb 測定：葛瑞夫茲氏病患者 TRAb 陽性率達 80%～100%，多呈強陽性，對診斷、判斷病情活動及評價停藥時機有一定意義，並且是預測復發的最重要指標。

(2) 甲狀腺過氧化物酶抗體 (thyroid peroxidase antibody，TPOAb) 和甲狀腺球蛋白抗體 (thyroglobulin antibody，TgAb) 測定：葛瑞夫茲氏病患者可見 TPOAb、TgAb 陽性；如同時存在橋本氏甲狀腺炎，TPOAb、TgAb 多呈強陽性。

(三) 超音波檢查

葛瑞夫茲氏病患者甲狀腺彌漫性或局灶性回音減低，在回音減低處，血流訊號明顯增加，呈「火海徵」。甲狀腺上動脈和腺體內動脈流速增快、阻力減低。高功能自主性甲狀腺腺瘤患者的甲狀腺結節體積一般 ＞ 2.5 cm，邊緣清楚，結節內血流豐富。多結節性毒性甲狀腺腫患者可見多個甲狀腺結節。

(四) 131I 攝取率

用於鑑別甲亢 (碘甲亢除外) 和非甲亢性甲狀腺毒症。葛瑞夫茲氏病患者 131I 攝取率升高，多有高峰前移；多結節性毒性甲狀腺腫和高功能自主性甲狀腺腺瘤患者 131I 攝取率升高或正常；碘甲亢和非甲亢性甲狀

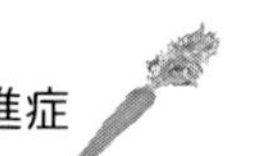

腺毒症患者 131I 攝取率正常或降低。

(五) 甲狀腺素顯像

高功能自主性甲狀腺瘤顯示為熱結節，周圍萎縮的甲狀腺組織僅部分顯影或不顯影。多結節性毒性甲狀腺腫為多發熱結節或冷、熱結節。

三、治療

(1) 一般治療：低碘飲食，戒菸，注意補充足夠的熱量和營養，包括蛋白質、維生素 B 等。平時不宜喝濃茶、咖啡等刺激性飲料，如出汗多，應保證水分攝取。適當休息，避免情緒激動、感染、過度勞累等，如煩躁不安或失眠較嚴重者可給予鎮靜劑。

(2) 藥物治療：常選擇抗甲狀腺藥物，如甲巰咪唑 (methimazole thiamazole)、丙硫氧嘧啶 (Propylthiouracil，PTU、6-N-Propylthiouracil，PROP) 等，但這類藥物易出現肝功能異常、白血球減少、過敏性皮疹等不良反應，如不良反應嚴重的患者需要停藥抗甲狀腺藥物，而選擇 β 受體阻滯劑，並處理相應的不良反應。

(3) 131I 治療：透過放射線使部分甲狀腺濾泡細胞變性和壞死，甲狀腺激素合成和分泌減少，甲狀腺體積縮小，但術後易合併甲狀腺功能減退。

(4) 手術治療：術前將甲狀腺功能控制在正常狀態，選擇次全切除術或全切除術。手術常見的併發症包括副甲狀腺腺損傷所致的低血鈣症、喉返神經或喉上神經損傷、術後出血和麻醉相關併發症。此外，術後易發生甲狀腺功能減退，需要甲狀腺激素替代治療。

(5) 中醫藥治療：中醫認為甲亢以陰虛為本，相火旺盛為標，氣滯、痰凝、血瘀為基本病理因素。早期肝鬱氣滯或陰虛陽亢，治以疏肝理氣、滋陰潛陽；中期氣陰兩虛，治以益氣養陰、寧心安神；後期痰瘀互結，治以理氣活血、化痰消癭。

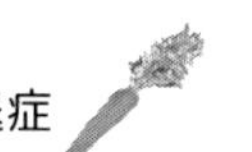

第二節　甲狀腺功能減退症

甲狀腺功能減退症（hypothyroidism）簡稱甲減，是由於甲狀腺激素合成和分泌減少或組織作用減弱導致的全身代謝減低綜合症。

一、症狀和徵候

(一) 症狀

主要為代謝率減低和交感神經興奮性下降的表現。早期輕症患者可無特異性症狀，典型患者表現為易疲勞、畏寒、乏力、體重增加、行動遲緩、少汗；記憶力、注意力和理解力減退、嗜睡；食慾減退、腹脹、便祕；肌肉無力、關節疼痛等。育齡女性月經紊亂或月經過多、不孕，女性溢乳、男性乳房發育等。

(二) 徵候

(1) 甲減面容：稱為「面具臉」，顏面虛腫、表情呆板、淡漠。面色蒼白、眼瞼水腫、唇厚舌大、舌體邊緣可見齒痕。眉毛外 1/3 稀疏脫落，男性鬍鬚稀疏。

(2) 皮膚：乾燥粗糙，皮溫降低，由於高胡蘿蔔素血症，手腳掌皮膚可呈薑黃色。毛髮乾燥稀疏，雙下肢脛骨前方黏液水腫，壓之無凹陷。

(3) 神經系統：跟腱反射時間延長，膝反射多正常。

(4) 心血管系統：心跳過緩、心音減弱、心界嵴嵴擴大；心包膜積液表現為心界嶠向雙側增大，隨體位而變化，坐位時叩診心濁音界呈燒瓶狀，臥位時心底部濁音界增大。

(5) 消化系統：腸鳴音減弱，部分患者可出現麻痺性腸阻塞。

二、輔助檢查

(1) 甲狀腺功能評估指標：包括 TSH、TT4、FT4、TT3、FT3。血清 TSH 及 FT4 是診斷原發性甲減的首選指標。

(2) 甲狀腺自身抗體：TPOAb、TgAb 陽性，顯示甲減是由於自體免疫甲狀腺炎所致。

(3) 其他：①外周血常規。常表現為輕、中度貧血，多為正細胞正色素性貧血；②脂質代謝的異常。常見血總膽固醇、三酸甘油酯、低密度脂蛋白膽固醇、脂蛋白升高，高密度脂蛋白膽固醇降低；③其他生化檢查。可伴血清肌酸激酶、天門冬胺酸胺基轉移酶、乳酸脫氫酶及同半胱胺酸升高；④高泌乳激素。嚴重的原發性甲減患者可有泌乳激素升高。

三、治療

原發性臨床甲減的治療目標是症狀和徵候消失，血清 TSH、TT4、FT4 維持在正常範圍內。繼發於下視丘和腦下垂體的甲減，以血清 TT4、FT4 達到正常範圍作為治療的目標。

(1) 一般治療：保暖，避免感染等各種緊迫狀態。有貧血者可補充鐵劑、維生素 B12 和葉酸，缺碘者應補碘。

(2) 藥物治療：首選左甲狀腺素（L-T4）單藥替代治療，L-T4 治療劑量取決於甲減的程度、病因、年齡、特殊情況、體重和個體差異。L-T4 替代治療後 4 ～ 8 週需監測血清 TSH，治療達標後，每 6 ～ 12 個月複查 1 次，或根據臨床需要決定監測頻率。替代治療過程中要注意避免用藥過量導致臨床或亞臨床甲狀腺功能亢進症。

第三節　自體免疫甲狀腺炎

自體免疫甲狀腺炎（Autoimmune thyroiditis，AIT）是臨床比較常見的一種器官特異性自身免疫疾病，以瀰漫性甲狀腺腫大、甲狀腺內淋巴細胞浸潤與血清中甲狀腺特異性自身抗體——TPOAb、TGAb 指數升高為主要特徵，包括橋本氏甲狀腺炎、萎縮性甲狀腺炎、甲狀腺功能正常的甲狀腺炎、無痛性甲狀腺炎以及橋本氏甲亢五種類型，以橋本氏甲狀腺炎（hashimoto thyroiditis，HT）為主。

一、症狀和徵候

患者常以輕度吞嚥困難、咽部不適而就診，並伴有多種症狀：體重增加、疲倦乏力、皮膚乾燥、心動過緩、便祕、肌無力、脫髮、不孕等，還會有各式各樣的心理問題。

AIT 臨床表現包括區域性和全身表現。區域性表現包括頸部增粗、甲狀腺腫大、聲音嘶啞、吞嚥困難和呼吸困難。全身表現主要源於甲狀腺功能異常及甲狀腺自身免疫反應所致的腺外損害。

AIT 患者可能發生神經損害，如橋本氏腦病變。另外，妊娠期 TPOAb 陽性孕婦胎兒神經智力發育受損的風險也會增加。

妊娠時產科不良結果的發生風險增加：研究顯示，甲狀腺自身抗體陽性患者流產發生風險升高 3 倍，早產發生率升高 2 倍；補充 L-T4 流產發生率減少 52%，但並不能完全阻斷流產和早產。這說明甲狀腺功能異常是早產和流產的原因之一，並不是全部。

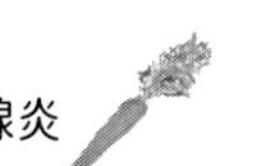

不孕和月經紊亂的發生風險增加：AIT 女性易發生多囊卵巢綜合症，且兩者同時存在會加重對代謝的影響，但潛在的聯合病因和發病機制仍不清楚。

腎病風險增加：AIT 相關腎病最常見的是膜性腎病和 IgA 腎病變。主要表現為蛋白尿，最常見於膜性腎病，少數表現為腎病綜合症；畸形紅血球尿可見於 IgA 腎病，多數患者並未見高血壓。

合併其他自身免疫疾病的機率顯著增高：有研究發現，AIT 患者中通常可檢測到非特異性自身抗體，其中抗核抗體（ANA）為 AIT 患者中出現比例最高的自身抗體（50.8%），顯示 AIT 與風溼免疫性疾病等密切相關。

二、輔助檢查

(1) 甲狀腺自身抗體：TPOAb、TgAb 陽性，顯示自體免疫甲狀腺炎。

(2) 甲狀腺功能評估指標：包括 TSH、TT4、FT4、TT3、FT3，用於評估 AIT 患者甲狀腺功能的變化情況。

(3) 超音波檢查：橋本氏甲狀腺炎超音波提示甲狀腺腫，回音不均，可伴有多發性低回音區域或甲狀腺結節。

(4) 甲狀腺 FNAC 檢查（甲狀腺細針穿刺細胞學檢查）：診斷本病很少採用，但具有確診價值，主要用於本病與結節性甲狀腺腫等疾病相鑑別。

三、治療

(1) 防治感染：防治有害微生物的感染可能減少甲狀腺自身抗體的出現，降低 AIT 患者甲狀腺功能減退的發生風險。

(2) 控制碘攝取：高碘攝取可促使 TPOAb 滴度升高，從而加重自體免疫甲狀腺炎，因此提倡低碘飲食。

(3) 補充維生素 D：維生素 D 具有較強的抑制炎症、調節免疫以及氧化緊迫反應的功效，有助於維持人體免疫功能穩定。有研究認為，補充維生素 D 可顯著改善患者的甲狀腺抗體濃度，改善臨床症狀。

(4) 硒製劑治療：補硒能夠降低甲狀腺相關抗體水平，減輕人體免疫炎性反應。

(5) 免疫抑制治療：區域性甲狀腺體內注射地塞米松 (dexamethasone) 治療的患者，其乏力嗜睡、記憶力減退、甲狀腺腫大等症狀得到明顯改善。FT3、FT4 升高較對照組明顯，TPOAb、TgAb 滴度降低明顯，證明地塞米松區域性注射治療是有效的。

(6) 甲狀腺激素替代治療：AIT 患者僅有甲狀腺腫而無甲狀腺功能減退時，一般無須治療，當後期出現臨床甲減或者亞臨床甲減的症狀時，可服用 L-T4 替代治療。

(7) 中醫藥治療：根據 HT 疾病過程不同階段、不同體質及症狀進行「辨證」，確定「病症結合」的證型，進行立法、遣方用藥。

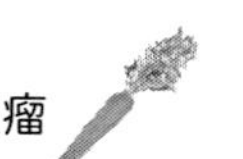

第四節　甲狀腺結節及腫瘤

甲狀腺結節是指各種原因導致甲狀腺內出現一個或多個組織結構異常的團塊。甲狀腺結節十分常見，觸診發現一般人群甲狀腺結節的盛行率為 3%～ 7%；而高畫質超音波檢查發現甲狀腺結節的盛行率達 20%～ 70%。甲狀腺結節多為良性，惡性結節僅占甲狀腺結節的 5%左右。甲狀腺結節診治的關鍵是鑑別良、惡性。

一、症狀和徵候

絕大多數甲狀腺結節患者沒有臨床症狀，常常是透過體檢、自身觸碰或影像學檢查發現。當結節壓迫周圍組織時，可出現相應的臨床表現，如聲音嘶啞、憋氣、吞嚥困難等。合併甲亢時，可出現甲亢相應的臨床表現，如心悸、多汗、手抖等。

查體的重點是結節的數目、大小、質地、活動度、有無壓痛、有無頸部淋巴結腫大等。顯示甲狀腺惡性結節臨床證據包括：①有頸部放射線治療史；②有甲狀腺髓質癌或多發性內分泌腺瘤（MEN 2 型）家族史；③年齡小於 20 歲或＞ 70 歲；④男性；⑤結節增長迅速，且直徑超過 2 cm；⑥伴有持續性聲音嘶啞、發音困難、吞嚥困難和呼吸困難；⑦結節質地硬、形狀不規則、固定；⑧伴有頸部淋巴結腫大。

二、輔助檢查

(1) TSH 和甲狀腺激素：甲狀腺惡性腫瘤患者絕大多數甲狀腺功能正常。如果血 TSH 減低，甲狀腺激素增高，顯示為高功能結節。此類結節絕大多數為良性。

(2) 甲狀腺自身抗體：血清 TPOAb 和 TgAb 濃度是檢測橋本氏甲狀腺炎的金指標之一，尤其是血清 TSH 濃度增高者。少數橋本氏甲狀腺炎可合併甲狀腺乳頭狀癌或甲狀腺淋巴瘤。

(3) 甲狀腺球蛋白（thyroglobulin，Tg）指數測定：血清 Tg 對鑑別結節的性質沒有幫助，但有助於監測甲狀腺癌術後復發情況。

(4) 血清降鈣素濃度測定：血清降鈣素濃度明顯升高顯示甲狀腺結節為髓質癌。有甲狀腺髓質癌家族史或多發性內分泌腺瘤病家族史者，應檢測基礎或刺激狀態下血清降鈣素濃度。

(5) 甲狀腺超音波檢查：高畫質甲狀腺超音波檢查是評價甲狀腺結節最敏感的方法。它不僅可用於結節性質的判別，也可用於超音波引導下甲狀腺 FNAC 檢查。檢查報告應包括結節的位置、形態、大小、數目、結節邊緣狀態、內部結構、回音形式、血流狀況和頸部淋巴結情況。

(6) 甲狀腺素顯像：特點是能夠評價結節的功能。依據結節對放射性核素攝取能力將結節分為「熱結節」、「溫結節」和「冷結節」。「熱結節」中 99%為良性，惡性者極為罕見。「冷結節」中惡性率為 5%～8%。因此，如果甲狀腺素顯像為「熱結節」者，幾乎可判斷為良性；而透過「冷結節」來判斷甲狀腺結節的良、惡性幫助不大。

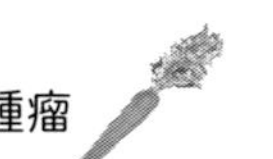

(7) MRI 和 CT 檢查：對幫助發現甲狀腺結節、判斷結節的性質不如甲狀腺超音波檢查敏感，且價格昂貴，故不推薦常規使用。但對評估甲狀腺結節和周圍組織的關係，尤其是發現胸骨後甲狀腺腫有診斷價值。

(8) FNAC 檢查：是鑑別結節良、惡性最可靠的診斷方法。其敏感性達 83%，特異性達 92%，準確性達 95%。懷疑結節惡性病變者均應進行 FNAC 檢查。術前 FNAC 檢查有助於明確癌症的細胞學類型，確定正確的手術方案。

三、治療

(1) 甲狀腺惡性結節的處理：絕大多數甲狀腺的惡性腫瘤首選手術治療。甲狀腺未分化癌由於惡性程度極高，診斷時即已有遠處轉移存在，單純手術難以達到治療目的，故應選用綜合治療。甲狀腺淋巴瘤對化療和放療敏感，故一旦確診，應採用化療或放療。

(2) 良性結節的處理：多數甲狀腺良性結節患者不需要治療，需每 6 ～ 12 個月隨診 1 次。必要時可做甲狀腺超音波檢查和重複甲狀腺 FNAC 檢查。部分患者需要治療，根據實際情況酌情選擇手術治療、放射線 131I 治療、射頻燒灼、中醫藥等治療手段。

(3) 可疑惡性和診斷不明的甲狀腺結節的處理：甲狀腺囊性或實性結節，經 FNAC 檢查無法明確診斷，結節較大、固定者需要手術治療；結節較小者仍可選擇中醫藥保守治療。

(4) 兒童和妊娠期甲狀腺結節的處理：妊娠期間發現的甲狀腺結節與非妊娠期間甲狀腺結節的處理相同；但妊娠期間禁止甲狀腺素顯像檢

查和放射性 131I 治療。FNAC 檢查可在妊娠期間進行，也可推遲在產後進行。如果結節為惡性，在妊娠的 3～6 個月做手術較為安全，否則應在產後擇期進行。

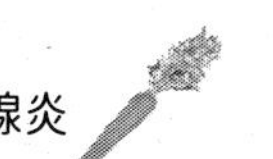

第五節　亞急性甲狀腺炎

亞急性甲狀腺炎（subacute thyroiditis，SAT）又稱「亞急性肉芽腫性甲狀腺炎」、「奎汶氏甲狀腺炎」（De Quervain's thyroiditis），是一種自限性的非細菌導致的甲狀腺炎症。亞急性甲狀腺炎是引起甲狀腺疼痛最常見的原因，常見於 20 ～ 50 歲的女性。現行的治療指南中將 SAT 臨床表現概括為：①上呼吸道感染前期症狀：如不明原因發熱、頸部疼痛、肌肉疼痛、咽喉疼痛、吞嚥困難、倦怠疲勞等；②甲狀腺區特徵性疼痛；③甲狀腺腫大；④甲狀腺功能變化相關臨床表現，即分為甲狀腺毒症、甲減、甲狀腺功能恢復三個階段。

一、症狀和徵候

發病時患者常有上呼吸道感染症狀，如畏寒、發熱、疲乏無力和食慾不振、淋巴結腫大，最為特徵性的表現為甲狀腺部位的疼痛和壓痛，常向頷下、耳後擴散。甲狀腺疾病變範圍可先從一葉開始，以後擴大或轉移至另一葉，或始終限於一葉。觸診時病變的甲狀腺腫大，質地堅硬，壓痛明顯。

二、輔助檢查

在實驗室檢查方面，紅血球沉降率（ESR）、甲狀腺功能、甲狀腺攝碘率、甲狀腺 FNAC 檢查可作為 SAT 診斷的參考實驗室指標；TPOAb、TgAb、Tg、血常規白血球在 SAT 發病過程中存在不同程度的異常，但不作為診斷指標。SAT 發生時，在早期甲狀腺毒症階段，炎症會導致甲狀腺濾泡細胞損傷，同時甲狀腺球蛋白、T3、T4 大量釋放入血液循環中，因此大多數患者可見血清游離 T3 和 T4 濃度升高，且 TSH 濃度降低（稱為「雙向分離現象」），紅血球沉降率和 C 反應蛋白增高，紅血球沉降率 ≧ 40 mm/h，有時可達 100 mm/h，白血球計數及 C 反應蛋白正常或輕度升高；此期為 2 ～ 8 週，甲狀腺功能出現自限性趨於復原並伴隨甲狀腺功能減退，該期往往出現甲狀腺濾泡上皮細胞破壞，血清 T3、T4 和甲狀腺球蛋白下降，TSH 增加。在恢復階段，部分患者伴隨炎症減輕，上皮細胞能夠修復，進而甲狀腺功能恢復正常；另有部分患者長期遺留甲狀腺功能異常。甲狀腺超音波顯示彌漫的低回音結構，可出現甲狀腺結節。

三、治療

SAT 目前常規治療方案以減輕炎症反應、緩解疼痛、對症治療為基本目的，並在此基礎上針對疾病過程中出現的甲狀腺功能異常進行糾正。治療藥物主要包括乙醯水楊酸（acetylsalicylic acid，ASA）、非類固醇抗炎藥、糖皮質激素；給藥途徑主要包括內服、區域性注射、外用塗抹。近年來甲狀腺內地塞米松注射治療 SAT 的報導較多，在此基礎上有臨床研究顯示，甲狀腺內注射地塞米松聯合免疫抑制劑（如環磷醯胺 Cyclophosphamide）或利都卡因（lidocaine）能夠縮短療程，促進症狀緩解、增強療效。此外，超短波治療以其高周波電療作用能使區域性血管擴張，增強病灶部分性血液、淋巴循環，改善組織營養代謝，促進炎症吸收。超短波與激素合用能有效縮短激素用藥時間，減少激素用量，對 SAT 具有良好的治療效果。

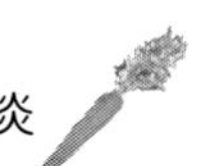

中醫治療方面，主要分為複方內服治療和中藥外治兩大部分。中醫學認為亞急性甲狀腺炎屬「癭癰」範疇，是「癭病」的一種。該病源於外感風熱、風溫，患者自身正氣不足，無力抗邪，病勢迅速傳變入裡而化熱，熱毒循經壅結於頸前，而成癭毒，從毒、鬱、痰、瘀四個方面進行SAT辨證論治，採用解毒（黃芩、夏枯草、板藍根、蒲公英等）、治鬱（柴胡疏肝散、丹梔逍遙散加減）、化痰（昆布、海藻、貓爪草、白朮、薏仁、紫蘇梗等）、行瘀（桃紅四物東加減）治療。

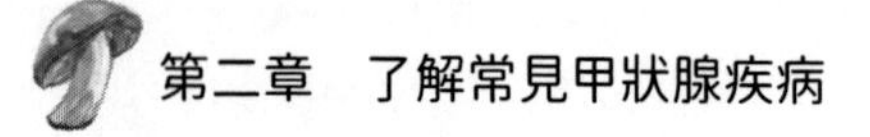

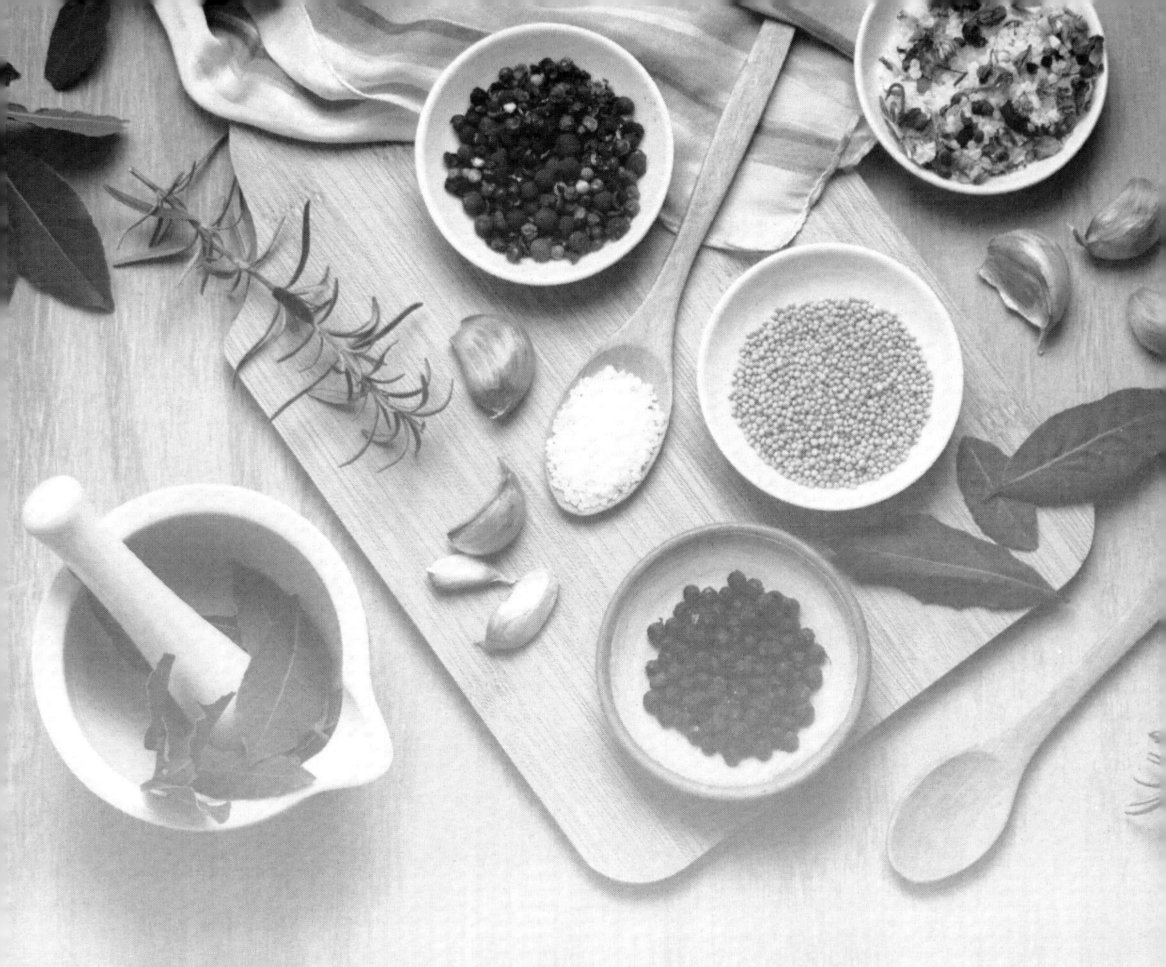

第三章

微量元素、麩質飲食、十字花科蔬菜與甲狀腺疾病

第一節　碘與甲狀腺疾病

碘是合成甲狀腺激素的主要原料之一，在維持甲狀腺功能中造成重要的作用，人體中的碘濃度直接影響甲狀腺疾病的發生、發展和預防。因此，碘在甲狀腺疾病中扮演著至關重要的角色。了解碘攝取量與各類甲狀腺疾病發生的關聯性，對甲狀腺疾病的防治和維持居民健康均具有重要意義。

碘廣泛存在於自然界中，人們主要從飲水、食物和周圍環境中攝取。不同年齡層或生理時期對碘需求量有所不同。碘是人體必需的一種微量元素，也是合成甲狀腺激素不可缺少的基礎物質，對甲狀腺的代謝和穩態發揮重要作用。成年人體內碘含量為 15 ～ 20mg，這些碘大部分都儲存在甲狀腺中。甲狀腺激素對人體生長發育、代謝平衡造成重要的生理作用，如果碘攝取過量或不足，可導致甲狀腺功能異常，激素分泌紊亂，引起人體免疫代謝、生長發育等方面的問題，從而導致各種疾病的發生。了解碘在甲狀腺激素生理學中的重要作用，有助於了解碘缺乏如何導致甲狀腺腫和甲狀腺功能減退，以及碘過量如何導致甲狀腺功能減退或甲狀腺功能亢進。

碘在甲狀腺內是如何工作的？甲狀腺可以被看作碘的有效收集器官，碘沿著甲狀腺細胞的基底外側膜被攝取，然後運輸到細胞的頂端邊緣，最後到達濾泡腔。甲狀腺濃縮的碘量同時取決於甲狀腺攝取的碘量和甲狀腺內已存在的碘量。每天，我們從飲食中攝取的碘化物被有機化，與酪胺酸結合，所生成的碘化酪胺酸將會與三碘甲狀腺原氨酸偶聯。碘甲狀腺原氨

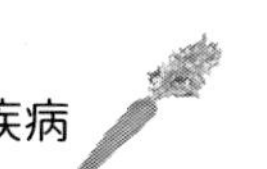

酸最後以 3，5，3'，5'- 四碘甲狀腺原氨酸（T4）和 3，5，3'- 三碘甲狀腺原氨酸（T3）的形式分泌。T4 和 T3 代表主要的活性甲狀腺激素，幾乎發揮著所有甲狀腺激素的作用。反向 T（3 3，3'，5'- 三碘甲狀腺原氨酸）和碘化程度較低的甲狀腺氨酸也會被少量分泌，但其生物活性有限。儘管每日碘攝取量波動很大，但甲狀腺具有多種保護機制，可維持正常的甲狀腺功能。

一、碘過量

隨著碘攝取量增加，人群中甲亢的發生率也有增高。之後有研究發現，碘攝取過量，可能增加甲狀腺功能亢進、甲狀腺腫的發生率；也有研究顯示，碘過量地區自體免疫甲狀腺炎、亞臨床甲狀腺功能減退的發生率也增高，同時會影響甲狀腺腫瘤的病理類型。

甲狀腺濾泡上皮細胞在維持基本的生理活動時需要一定比例碘的參與，當碘含量出現異常時同樣會導致甲狀腺濾泡上皮細胞增生異常，從而對甲狀腺功能及構造產生影響。

(一) 甲狀腺功能亢進

碘是合成甲狀腺激素的原料，因此，當一段時間內碘攝取量較高時，可能引發甲狀腺功能亢進。甲狀腺功能亢進的病因主要包括多結節性甲狀腺腫、高功能自主性腺瘤和葛瑞夫茲氏病等。碘誘導的甲狀腺功能亢進又稱「碘性巴塞多氏病」（Jod-Basedow's disease），於 1821 年被首次提出。碘誘導的甲狀腺功能亢進症的發生與人體的補碘量相關，可由一次或多次大劑量攝取碘或長期攝取較高劑量碘造成，常見於缺碘地區補碘後（即使僅補充生理劑量所需的碘）。最初的碘致甲狀腺功能亢進多發生在缺碘地區補碘後，也見於過量使用胺碘酮（一種抗心律失常藥物）以及放射科過量使用顯影劑等。在中、重度碘缺乏地區，因補碘而導致的碘誘導甲狀腺功能亢進的發生率增加，而非碘缺乏地區及其他高碘地區補碘後並未發生這種現象。

(二) 甲狀腺腫

生活在日本北部島嶼北海道沿海地區的居民，因常食用大量海藻，尤其是含有大量碘化物的海帶，碘化物引起的甲狀腺腫約占該地區總人口的 10%。據猜想，這些居民每天攝取的碘化物可能超過 200mg，而在這些受影響地區限制攝取海帶等產品後，這種甲狀腺腫現已消失。目前認為，碘攝取過量可能抑制甲狀腺激素釋放，導致碘聚集在濾泡腔內形成膠質甲狀腺囊腫。孕婦應避免接觸過量碘，因為碘很容易透過胎盤屏障，胎兒可能會出現甲狀腺腫。事實上，暴露於過量碘的胎兒可能會出現巨大的甲狀腺腫，這可能會導致胎兒呼吸困難甚至窒息。

(三) 甲狀腺癌

甲狀腺癌的發生、發展受到碘缺乏及基因遺傳的共同影響。透過既往流行病學等研究，統計甲狀腺癌患者居住區域和飲食習慣發現，多數甲狀腺癌患者處於碘過量狀態，進而認為碘營養失衡能夠間接對甲狀腺良性結節與甲狀腺癌的發生率產生影響。事實上，甲狀腺癌的發生和發展受諸多因素影響，碘營養失衡與甲狀腺癌之間有一定的關聯性，細胞凋亡學說、人類白血球抗原（HLA）- II 基因異常表達學說等科學觀念，均在一定程度上證實了碘不足或過量可能導致甲狀腺癌發生、發展，但目前科學界對此尚無統一認定。

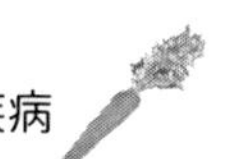

(四) 自體免疫性甲狀腺疾病

甲狀腺是最常受自體免疫性疾病影響的器官，自體免疫性甲狀腺疾病 (AITD) 的發展與碘元素之間存在許多關聯，但目前碘與 AITD 發病的關聯性尚不十分明確，碘可在遺傳易感的背景下透過諸如甲狀腺自身抗原抗體、細胞因子、細胞凋亡等參與自體免疫性甲狀腺疾病的發生、發展。當體內存在過量碘時，動物會更頻繁地產生自體免疫性甲狀腺炎，並且在這種情況下似乎更頻繁地產生甲狀腺抗體。碘引起甲狀腺炎的確切機制尚不清楚，但可能與富含碘的甲狀腺球蛋白更具免疫原性有關。在動物模型實驗中，碘攝取量的增加也被證明會增加自體免疫性甲狀腺疾病的發生頻率和程度。

(五) 甲狀腺功能減退

碘攝取過量導致的甲狀腺功能減退症，又稱「碘致性甲狀腺功能減退症」。有些人在長期服用碘後容易發生甲狀腺功能減退症，因為其過量碘引起甲狀腺功能抑制。攝取或暴露於大劑量碘後，碘甲狀腺過氧化物酶會受到急性抑制，該酶抑制碘的轉化，導致 T3 和 T4 生成減少，從而引起甲狀腺功能減退。這種類型的甲狀腺功能減退症是暫時的，在停止接觸碘後會消退。碘缺乏地區補碘至碘超量可以促進亞臨床甲減發展為臨床甲減。另外，碘誘發的甲狀腺功能減退症還可能發生在潛在自體免疫性甲狀腺疾病患者中，並使隱性的甲狀腺自身免疫疾病轉化為顯性。在沒有已知甲狀腺功能障礙的人群中出現甲狀腺功能減退症的情況很少見，但其發生率很難確定，導致此類變化的機制尚未完全明確。

二、碘缺乏

成年人碘缺乏，其缺乏程度的不同對甲狀腺健康的影響也不同。重度缺碘可能造成甲狀腺功能減退，而輕、中度缺碘則可能增加甲狀腺功能亢進、結節性甲狀腺腫、甲狀腺自主功能結節的患病風險。

(一) 甲狀腺功能減退

甲狀腺功能減退是指由多種原因導致的甲狀腺自身合成甲狀腺激素不足而引起的全身低代謝綜合症，嚴重缺碘及甲狀腺自身免疫疾病是其發生的主要原因；另外，甲狀腺功能亢進治療後、頸部放射暴露史、服用過量免疫抑制劑等也可導致甲狀腺功能減退的發生。個體發育的不同時期，碘需求量不同，妊娠期、哺乳期及生長發育期碘需求量較大，缺碘造成的不良後果也較嚴重，妊娠期碘攝取輕度不足，可影響後代的認知發育。

研究發現，輕度缺碘、過量攝碘和超量攝碘組中，顯性甲狀腺功能減退的累計發生率分別為 0.2%、0.5%和 0.3%；亞臨床甲狀腺功能減退症發生率分別為 0.2%、2.6%、2.9%；自體免疫甲狀腺炎發生率分別為 0.2%、1.0%和 1.3%。缺碘與碘過量均可能導致甲狀腺功能減退和自體免疫甲狀腺炎。

(二) 結節性甲狀腺腫

中、重度缺碘時人體為維持甲狀腺功能穩定，TSH 代償性升高，刺激甲狀腺上皮細胞過度增生而形成瀰漫性甲狀腺腫和結節性甲狀腺腫，從而增加了甲狀腺結節的發生率。一項研究透過對比輕度缺碘區 (88μg/L)、碘超足量區 (214μg/L)、碘過量區 (634μg/L) 甲狀腺腫及甲狀腺結節的發病情況發現，結節性甲狀腺腫的累積發生率分別為 5.0%、2.4% 和 0.8%，多見於碘缺乏區。另有研究顯示，低碘性結節性甲狀腺腫的發生率顯著高於高碘性結節性甲狀腺腫。而對於甲狀腺結節，有研究結果表明，在很多中度缺碘的地區（濃度為 30 ～ 40μg/L），甲狀腺結節的數量隨缺碘的嚴重程度而增加。學者研究發現，尿碘低的人群更易出現甲狀腺結節，且女性人群尤為顯著。總之，碘異常可能與結節性甲狀腺腫的形成或惡化有關。

（三）甲狀腺癌

碘攝取不足可能增加 TSH 釋放，從而提高甲狀腺癌的發生風險，進一步對碘不足和甲狀腺癌發生的相關機制進行探討發現，碘介導細胞生理活動的途徑為有絲分裂，其可削弱體內 P35 蛋白（具有抗凋亡作用）的表達，而增強 P21 蛋白（具有凋亡作用）的表達。既往研究顯示，碘不足導致的甲狀腺癌發生機制可能存在 3 種途徑：①人體內碘含量不足導致甲狀腺激素分泌量降低，TSH 分泌增加，促進甲狀腺濾泡增長，同時促進新血管生成，在誘發瀰漫性甲狀腺腫、結節性甲狀腺腫、非典型性增生等病變後，逐漸演變成甲狀腺癌；②濾泡細胞對促 TSH 反應性增加，刺激濾泡細胞增殖；③誘導表皮生長因子表達，同時減少轉化生長因子表達，從而促進濾泡細胞增殖繼而發生甲狀腺癌。

甲狀腺癌的發生發展受多因素、多基因、多階段等的影響。碘營養失衡與甲狀腺癌之間有顯著的關聯性，碘不足或過量均可導致甲狀腺癌發生、發展，且兩者間為辨證統一關係。為降低甲狀腺癌發生率，需指導民眾科學化補碘。

三、常見食物碘含量

碘廣泛存在於各種食物中，但加工食品、海鮮和加碘鹽是飲食中碘的主要來源。青少年和成人推薦每日攝取碘含量 150μg，懷孕和哺乳期婦女為 250μg。

膳食中的碘被攝取胃腸道並迅速被吸收到血液中，碘攝取量和尿液排洩量之間處於動態平衡中。國際公認的評估碘濃度的途徑為尿碘濃度，成本低且容易獲取，目前國際推薦尿碘在 100 ～ 200μg/L 為適宜指標，大於 200μg/L 為偏高，大於 300μg /L 為過高。前面說到，大多數甲狀腺疾病與碘攝取量呈 U 形曲線關係。嚴重碘缺乏危害極大，必須積極干預。在輕、中度缺碘地區補碘可使部分甲狀腺疾病患者獲益，但在補碘後可能出現暫時性甲狀腺功能亢進、亞臨床甲狀腺功能減退和 AITD 的發生率增加，避免補碘過量，可減少這些問題的發生，以下列舉一些常見食物的含碘量。

海藻類：包括海帶、紫菜、裙帶菜、髮菜等。乾海帶中含碘量高達 36,240μg/100g，是單位含碘量較高的食物。

碘鹽、雞精：目前，碘鹽的一般含碘量為 20 ～ 33mg/1 kg，雞精約含碘 0.297mg/kg。

海貝類家族：貽貝（曬乾後為淡菜）含碘約為 346μg/100g，蝦皮約含碘 264.5μg/100g，海蝦仁、蝦米的含碘量為 82.5μg/100g。

醃製物：火腿、鹹魚、燻肉、臘腸、豆腐乾或罐頭食品等含碘量均較高。蝦醬中約含碘 166.6μg/100g，豆腐乾的含碘量為 46.2μg/100g。

蛋類：蛋類也含少量碘，主要集中在蛋黃。其中，最高為鵪鶉蛋 37.6μg/100g，其次為雞蛋 27.2μg/100g，鴨蛋為 5 ～ 6μg/100g。

堅果類：核桃、松子仁、開心果、杏仁等，含碘量為 8 ～ 35μg/100g 不等，加工程度越高含碘量越高。

肉類：雞肉、牛肉、羊肉等平均含碘量約為 10μg/100g。

豆類及豆製品：含碘量為 7 ～ 10μg/100g 不等。

海魚：小黃魚中含碘量為 5.8μg/100g，白帶魚含碘量為 5.5μg/100g，白腹魚的含碘量與淡水魚類相差無幾，甚至比蛋肉類含碘量還要低。

第二節　硒與甲狀腺疾病

碘在體內參與甲狀腺素的合成，發揮重要的生理作用。而另一種微量元素 —— 硒 (Se)，同樣與甲狀腺有著密不可分的關聯。甲狀腺是人體內硒含量最高的器官，任一細胞的硒含量也高於其他組織。

近年來，硒一直是科學研究的焦點。硒元素最早於 1817 年被瑞典化學家貝吉里斯 (Jöns Berzelius) 發現。自 1957 年開始，科學家發現硒有防止肝臟壞死的作用，從此關於硒的研究逐漸拓展，人類開始了解到硒是生命所必需的微量元素。

人體很多重要生理活動均有硒的參與。硒作為硒半胱氨酸 (Selenocysteine) 的構成成分，並進一步構成各種特異性硒蛋白而發揮生理作用，硒蛋白也是硒元素在體內的主要存在形式。人體內目前發現的硒蛋白多達 25 種以上，主要的硒蛋白家族有麩胱甘肽過氧化物酶系 (GPXs)，硫氧還蛋白還原酶系 (TXNRDs) 和碘化甲狀腺原氨酸脫碘酶系 (DIOs)，參與甲狀腺激素代謝、氧化還原狀態的調節以及保護甲狀腺免受氧化損傷。麩胱甘肽過氧化物酶 (GPX) 催化過氧化氫和有機過氧化物的還原，從而保護細胞免受氧化損傷，該酶中硒半胱氨酸位於蛋白的催化部位，所以把硒認為是一個抗氧化劑；硫氧化還原蛋白還原酶 (TXNRD) 和還原型輔酶 II (NADPH) 構成了硫氧化還原系統，這是所有有機生物細胞內的主要氧化還原系統，這個系統對胚胎發育也起著至關重要的作用。脫碘酶 (DIO) 主要在 T3 和 T4 的轉化中造成作用，脫碘酶 1 (DIO1) 和脫碘酶 2 (DIO2) 可以透過除去 5′ - 碘將 T4 轉化為 T3，

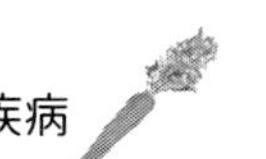

從而啟用 T4，而 DIO1 和脫碘酶 3（DIO3）可以透過將 T4 轉化為無生理活性的 rT3 來阻止 T4 被啟用。在甲狀腺外，DIO2 負責標的組織中 T4 到 T3 的區域性轉化。因此，硒蛋白家族不僅直接參與甲狀腺激素的合成、轉化和代謝，更能夠調節甲狀腺內部氧化還原狀態，保護甲狀腺免受氧化反應的損傷。硒對甲狀腺的病理影響其實主要就是展現它在氧化反應方面的作用。硒蛋白的這一抗氧化特性與其在 AIT、葛瑞夫茲氏病情況下使用硒補充劑作為治療的生物學原理密切相關。

一、硒與甲狀腺功能、形態的關聯性

在人類群體中，硒影響甲狀腺代謝的第一個例子來自一個嚴重缺碘和中度缺硒的中非人群，科學家發現補充硒導致健康兒童血清 T4 濃度降低，而血清 TSH 濃度沒有隨之升高。從硒製劑與甲狀腺功能關係方面（以 T3、T4 檢測為主）來看，目前的幾項研究發現，補硒並未能夠對甲狀腺功能造成改變，也沒有提出人體內硒含量指標與甲狀腺功能的關聯性。大部分研究認為，只有當體內硒缺乏較明顯時，大量補充硒才有可能對甲狀腺功能產生影響。

從硒製劑與甲狀腺形態關係的角度看，大部分研究認為硒對甲狀腺腫、甲狀腺組織的損害具有一定保護作用，如法國的一項研究發現，體內硒狀態與甲狀腺體積呈負相關，硒濃度越低，甲狀腺體積可能越大。在碘充足的個體中，硒狀態對甲狀腺大小的影響比碘缺乏的個體更明顯，碘缺乏仍是主要的影響因素。缺硒與甲狀腺腫大是否存在直接的因果關係，目前科學界尚未得出有效論證。

二、硒與自體免疫性甲狀腺疾病

近年來，自體免疫性甲狀腺疾病（autoimmune thyroid disease，AITD）的發生率逐年增高，硒作為一種必需的微量元素，與其發病機制有關，大多數研究將硒的免疫調節作用歸因於其抗氧化特性。目前，多項研究顯示硒在自體免疫性甲狀腺疾病的治療領域具有一定的潛在作用。

（一）硒與橋本氏甲狀腺炎

橋本氏甲狀腺炎（hashimoto thyroiditis，HT）是最常見的一種自體免疫性甲狀腺疾病，發生率女性高於男性，多以甲狀腺抗體滴度升高為主，無特異性臨床表現，是引發甲狀腺功能減退的最常見原因。組織病理學以甲狀腺內淋巴細胞浸潤為特徵。發病機制為具有遺傳易感性的個體在環境因素觸發下，發生免疫耐受性失衡，產生針對甲狀腺自身抗原的自身抗體，甲狀腺組織逐漸被破壞。本病透過血清 TPOAb 和 TgAb 的滴度陽性以及超音波檢查進行診斷，透過 TSH 變化指標來監測疾病進程。

除此之外，補充硒對橋本氏甲狀腺炎患者抗體的影響似乎受硒蛋白 P（SELENOP）基因多型性的影響：這其中有幾個亞型，AA 基因型患者的 TPOAb 滴度比 GA 或 GG 基因型患者的血清 TPOAb 滴度下降更多，分別下降 46.2%、14.5%和 9.8%。我們在臨床中也發現，患者補充硒製劑的緩解程度不一，這種多型性的基因分型研究可能有助於確定哪些橋本氏甲狀腺炎患者對硒補充反應最好。納卡穆利（Davide Nacamulli）等學者的研究圍繞生理劑量的硒製劑是否能夠影響橋本氏甲狀腺炎的疾病進程這一問題，將 76 例受試者隨機分為空白對照組和硒治療組，結果表明，在隨訪 6 個月後，接受硒治療能有效預防甲狀腺回音降低，在長達 12 個月的隨訪中，硒治療組 TPOAb 和 TgAb 濃度能夠持續降低。

自 2002 年以來，大約有 20 項試驗調查了補充硒對橋本氏甲狀腺炎的影響。儘管因為這些來自世界各地的臨床試驗的異質性太大，無法進行綜合分析，但大部分分析結果發現，補充硒的 HT 人群與使用安慰劑相比，TPOAb 濃度下降。然而，隨後對試驗的系統回顧和綜合分析得出結論，卻沒有得出硒製劑對臨床療效重要性的證據，如硒補充劑對疾病緩解、降低左旋甲狀腺素劑量或改善生活品質的影響。另外有一些研究質疑，僅憑 TPOAb 滴度的降低是否足以保證硒補充劑作為常規使用藥物。此外，一項綜合分析顯示，與安慰劑相比，硒補充劑的不良反應風險增加，其中，胃不適是最常見的不良反應，但暫無嚴重的副作用或因毒性而住院的報導。筆者認為，我們在評價硒療效的同時，仍要注重硒製劑對橋本氏甲狀腺炎患者病情是否緩解、疾病進程是否延緩、L-T4 的使用劑量能否下降、生活品質能否改善等維度，從而作出更加系統準確的結論。

(二) 硒與葛瑞夫茲氏病

葛瑞夫茲氏病 (graves disease，GD) 是自體免疫甲狀腺炎的一種，是甲亢最常見的病因，與自身免疫、遺傳、環境因素等有關，其特徵是甲狀腺激素受體 (thyroid stimulating hormone receptor，TSHR) 的抗體 (TRAb) 被啟用，導致甲狀腺激素過度分泌。葛瑞夫茲氏病好發於女性群體，其主要臨床表現為多食、易飢、多汗、心慌等高代謝症侯群以及甲狀腺瀰漫性腫大和眼徵等。臨床可見 T3、T4 升高，TSH 下降，TRAb 陽性是診斷該病的重要指標。治療以抗甲狀腺藥物為主，較少使用 131I

或手術治療。

國外兩項關注葛瑞夫茲氏病程的研究，發現葛瑞夫茲氏病情達到緩解的患者，血清硒濃度高於復發患者；新診斷為葛瑞夫茲氏病的患者血清硒濃度低於對照組，顯示硒濃度可能是影響葛瑞夫茲氏病程的因素之一。一項研究對 429 例葛瑞夫茲氏甲亢患者進行隨機雙盲試驗發現，在抗甲狀腺藥物的基礎上聯合硒製劑能延長患者的緩解期，並對眼病有一定的緩解作用。

較多的研究關注點在於硒與葛瑞夫茲氏眼病的關聯性。研究發現，葛瑞夫茲氏病合併眼病的患者血清硒濃度往往低於單獨患有葛瑞夫茲氏病的患者，顯示硒缺乏可能是葛瑞夫茲氏眼病的一個獨立危險因素。另外，在輕度葛瑞夫茲氏眼病中，接受硒製劑的患者生活品質提升、眼部受累減輕、疾病進展減緩，在一項研究中這種益處持續累積了 12 個月。

在硒製劑與抗甲狀腺藥物合併治療葛瑞夫茲氏病方面，兩項研究提出，在葛瑞夫茲氏病的甲巰咪唑 (methimazole) 治療中新增硒治療，甲狀腺功能恢復的速度比單獨使用甲巰咪唑治療更快。

血清硒在人體免疫方面發揮重要作用，作用機制雖尚未完全明確，但早期給予相關治療可在葛瑞夫茲氏病及相關眼病治療過程中發揮積極作用。

三、硒的攝取與補充

硒元素在穀物、海鮮、動物內臟中含量較高，主要透過穀物、海藻類和富硒的動物飼料進入人類食物鏈。含硒較高的食物包括蛋類 (鵝蛋、鴨蛋)、豬肉、大蒜、海鮮、毛豆、黑芝麻等。硒的分布不均，與全球各地區土壤含硒狀態有關。全球攝取硒濃度的差距也非常大，東亞以及北美地區，硒攝取量相對充足，而歐洲地區硒攝取量相對不足。自然界中存在的硒大多數是無機硒，透過硒酵母製劑，轉化成有機硒進入體內發揮作用。此外還要注意，缺硒會造成克山病 (Keshan disease)，這是一種可導致充血性心肌病的疾病。硒過量則會導致皮膚損害、毛髮脫落、癌變及神經系統損害甚至硒中毒的表現。

缺硒與多種甲狀腺疾病的發生存在著關聯。補硒是否可達到防治甲狀腺疾病的作用，成為目前關注的焦點。究竟是否應該補硒？目前研究得出，硒狀態與疾病風險之間呈現一種 U 形關係，顯示了膳食硒攝取不足、充足和過量對硒狀態的影響。當人體內硒含量偏低時，疾病風險會很高，建議增加膳食硒的攝取量；而當硒指標處於最佳狀態、符合膳食攝取建議時，疾病風險將較低，建議不補充；硒狀態高時患病風險高，因此也建議不補充。

第三節　麩質飲食與甲狀腺疾病

近年來，無麩質飲食被認為是一種健康的飲食方式，尤其在歐美國家廣為流行。相關研究顯示麩質飲食不僅與乳糜瀉有關，而且與甲狀腺疾病間接地存在某種關聯。

一、麩質蛋白

麩質蛋白又稱「麩朊」、「麥膠」、「麵筋」、「麵筋蛋白」、「骨膠蛋白」、「穀蛋白」，是一種蛋白質複合物，主要由醇溶蛋白和穀蛋白組成。要注意的是，麩質與麥麩不是一回事，麥麩是外面的麩皮，麩質是裡面的蛋白質。麩質是目前唯一規定限量閾值的食品過敏原成分，廣泛存在於小麥、黑麥、燕麥等植物學上與小麥近親的穀物中。病理學研究發現，世界上有1%～2%的人口對麩質過敏，從而導致某些疾病的發生，包括與自身免疫相關的乳糜瀉等病症。

隨著病理學研究的深入和診斷技術的更新完善，研究顯示，近年來全球乳糜瀉發生率呈上升趨勢，且呈世界性分布。將飲食調整為無麩質是對乳糜瀉治療的主要且有效方式。因此，對無麩質食品的研究日益受到關注。

二、無麩質飲食

無麩質飲食（gluten-free diet，GFD）又稱「無穀蛋白飲食」，在歐美是一種非常流行的飲食方式，其群體以乳糜瀉患者居多。根據相關操作

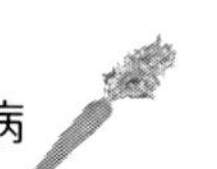

流程和食品規範，以不含麩質的原料生產或製作的食品稱為「無麩質食品」，海鮮、蔬果、米類、豆類、堅果類、未加工肉類、乳蛋等為常見的天然無麩質食品。

歐盟規定當食品麩質含量小於 100mg/kg，可標註為「極低量麩質」，當食品麩質含量低於 20mg/kg 可標註為「無麩質」。日本、美國、加拿大、澳洲和紐西蘭等國也規定了麩質含量在食品標籤中的相關標示要求。

三、乳糜瀉

乳糜瀉（celia disease，CD），又稱「穀蛋白／麥膠敏感性腸病」、「麥膠蛋白性腸病」、「小麥麩質過敏」、「特發性脂肪瀉」、「非熱帶口炎性腹瀉」等，是由基因易感的人群攝取含有麩質蛋白的穀物及其製品而引起的小腸黏膜損傷的慢性、自身免疫性、發炎性腸道疾病。

乳糜瀉在北美、北歐、澳洲發生率較高，在全球發生率可達 1%，且在任何年齡均可發病。不過這問題在臺灣較為少見，比較多的是麩質不耐的問題。乳糜瀉典型的症狀包括腹痛、腹瀉、生長緩慢或體重減輕，更常見的是吸收不良的間接後果，如營養異常、貧血和骨質疏鬆等。另外，有研究顯示，乳糜瀉患者患其他內分泌疾病的風險，尤其是自身免疫性內分泌疾病的風險比一般人群高。

四、乳糜瀉與甲狀腺疾病的關係

乳糜瀉與甲狀腺疾病是相互關聯、相互影響的。多項研究顯示，乳糜瀉患者的甲狀腺疾病盛行率相比於普通人群有所增高。在患有乳糜瀉的個體中，大部分患者伴有甲狀腺疾病，包括自體免疫性甲狀腺疾病（橋本氏甲狀腺炎、葛瑞夫茲氏病）以及由甲狀腺自體免疫疾病引發的甲狀腺功能減退與亢進、葛瑞夫茲氏眼病，還有甲狀腺癌。未發現乳糜瀉與其他甲狀腺炎性疾病以及甲狀腺良性結節的關聯性研究。

在患有甲狀腺疾病的乳糜瀉患者中，以自體免疫性甲狀腺疾病最為多見，這其中又以橋本氏甲狀腺炎患者居多。在性別方面，無論是自體免疫性甲狀腺疾病還是乳糜瀉，都以女性更為多見，或女性的症狀更為明顯。在疾病進程方面，甲狀腺疾病會伴隨乳糜瀉的進展而發病。

遺傳機制、免疫學機制可能是乳糜瀉與甲狀腺疾病存在關聯的因素。此外，某些胃腸道疾病可導致一些營養物質吸收不良，從而引起相關慢性病、免疫系統疾病。碘、硒、維生素 D 和穀蛋白對自體免疫性甲狀腺疾病均存在不同程度的影響，乳糜瀉患者與普通人群相比更容易缺乏維生素 D、硒等元素，從而更易導致甲狀腺疾病的發生。

乳糜瀉與甲狀腺疾病的研究，多集中在其與自體免疫甲狀腺炎上。多項研究顯示，自體免疫性甲狀腺疾病，特別是橋本氏甲狀腺炎，可能經常與其他器官特異性、免疫介導性疾病有關，乳糜瀉是其中之一。自體免疫性甲狀腺疾病患者的乳糜瀉盛行率明顯高於一般人群，為 2%～ 5%，是一般人群的 5 ～ 10 倍，其中成人盛行率為 4.1%，兒童盛行率為 7.8%。

甲狀腺相關眼病是一種累及眼眶及眶周組織的自身免疫性炎症性疾病，主要發生在葛瑞夫茲氏病患者中。有研究顯示，乳糜瀉可能是病因不明的眼病發展的重要原因之一。這些眼部相關症狀包括夜視、乾眼、白內障、甲狀腺相關眼病、葡萄膜炎、視網膜中央靜脈阻塞和眼神經表現。在葛瑞夫茲氏病伴有甲狀腺相關眼病的患者中併發其他自體免疫疾

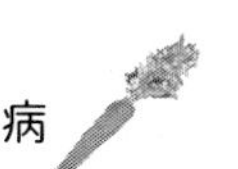

病，包括乳糜瀉的機率較無甲狀腺相關眼病的葛瑞夫茲氏病患者高。然而，這個機率與在自體免疫疾病患者中觀察到的沒有顯著差異。

五、無麩質飲食與甲狀腺疾病

採用無麩質飲食是乳糜瀉治療的主要方式，大量文獻研究了乳糜瀉治療對各種自體免疫疾病的發病和預後的影響，研究熱點集中在自身免疫性甲狀腺疾病上，但最終的研究結果是相互矛盾的。目前主要存在著兩種觀點。

(一) 無麩質飲食對甲狀腺疾病有積極作用

無麩質飲食對自體免疫性甲狀腺疾病的發生與進展有一定的臨床益處，其對甲狀腺疾病的積極作用主要展現在兩個方面：一方面是直接作用於導致甲狀腺疾病發病的相關抗體。有研究顯示，無麩質飲食可降低血清 TPOAb 和 TgAb 的滴度，甚至在堅持無麩質飲食的過程中消失。另一方面是透過無麩質飲食治療乳糜瀉，改善了腸道的吸收狀況，使血液中的血紅素、鐵蛋白、維生素 D 和甲狀旁腺激素等得到改善，增加了血清 25- 羥基維生素 D 的濃度（這一作用與 TPOAb 滴度的變化有關），降低了促炎細胞因子的循環濃度，進而降低甲狀腺自體免疫疾病的罹患風險或使其得到更好的控制。另外，腸道吸收得到改善還有助於甲狀腺藥物更好地吸收，減少用藥劑量，發揮療效，改善甲狀腺功能障礙，對甲狀腺疾病的治療產生積極作用。

基於此種觀點認為，對於乳糜瀉應予以早期診斷。對無麩質飲食的實施，無論是從治療乳糜瀉疾病方面還是降低自體免疫疾病的患病風險方面，都提倡早期並且終生堅持。

(二) 無麩質飲食對甲狀腺疾病無作用

與上述觀點相反的是，有一些研究認為穀蛋白暴露的持續時間對促進自體免疫甲狀腺炎的發展並不是至關重要的，穀蛋白的戒斷並不能有效防止自體免疫疾病的發生，自體免疫性甲狀腺疾病和甲狀腺功能障礙與無麩質飲食的依從性無顯著關聯性。另外，無麩質飲食作為乳糜瀉的首選治療方式，儘管嚴格遵從無麩質飲食，許多乳糜瀉患者仍有持續的臨床症狀和與健康相關的生活品質下降。

值得注意的是，以上的這些研究大多數是針對乳糜瀉設立的，並非針對於甲狀腺疾病而專門設立的研究方案，所以在設計上可能會忽略對與自體免疫性甲狀腺疾病發生發展相關的其他因素的控制，如食物中的碘含量、性激素、感染、藥物以及精神因素等。這些相關因素在研究中沒有被充分提及，故研究所得出的結論存在著爭議。另外，地域差異、種族差異、是否合用甲狀腺藥物替代治療、隨訪的時間長短、樣本量大小也對研究結果有著一定程度的影響。故無麩質飲食是否對甲狀腺疾病有益及能在多大程度上預防或改善腺體自身免疫，有待進一步完善臨床設計與研究。

六、無麩質飲食注意事項

無麩質飲食雖被認為是一種健康的飲食，卻可能存在著一些營養缺陷，如鐵、鈣、硫胺素、核黃素和葉酸的缺乏。另外有研究顯示，與未進行無麩質飲食治療的患者相比，接受無麩質飲食治療的患者血液和尿液中某些重金屬的含量較高，包括砷、汞、鉛和鎘。

另外，在無麩質飲食的實施上，嚴格的無麩質飲食很難維持，甚至

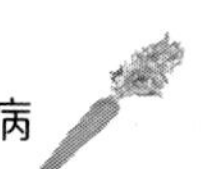

可因此引起一定程度的焦慮。

在甲狀腺疾病的受益人群方面，透過大量的研究，我們不難發現無麩質飲食可能主要對乳糜瀉和甲狀腺疾病尤其是自體免疫性甲狀腺疾病並存的患者群有效，因此，在甲狀腺疾病中，篩查出乳糜瀉患者可能就顯得尤為重要。而對於沒有乳糜瀉的甲狀腺疾病患者群，目前缺少相關的臨床研究。由於無麩質飲食可能存在著一些營養缺陷等問題，故不鼓勵在沒有乳糜瀉疾病的人群中推廣無麩質飲食。現有證據還不足以將無麩質診療計畫納入自體免疫性甲狀腺疾病的常規診療當中。

綜上所述，麩質與甲狀腺疾病的關聯更多的是一種間接相關，主要透過乳糜瀉這一疾病產生一定的關聯性。在甲狀腺疾病中，乳糜瀉與自體免疫性甲狀腺疾病關係較為密切。無麩質飲食是治療乳糜瀉的首要方式，其對自體免疫性甲狀腺疾病及其所致的甲狀腺功能異常也存在著不同程度的影響。無論在臨床還是在基礎研究方面，無麩質飲食在甲狀腺疾病發生、發展及治療中的作用均值得進一步探索。

第四節　十字花科蔬菜與甲狀腺疾病

十字花科蔬菜富含許多抗氧化物質、營養素和含硫化合物。常見的十字花科蔬菜種類包括：白菜類、甘藍類、芥菜類和蘿蔔類四大類。其中甘藍類硫代葡萄糖苷含量最高，如高麗菜、花椰菜等，後依次為白菜類（大白菜、菜心等）、芥菜類、蘿蔔類（白蘿蔔、紅蘿蔔等）。甘藍類的硫代葡萄糖苷含量是白菜類和芥菜類的 10 倍多，是蘿蔔類的 15 倍多。

眾所皆知，蔬菜水果普遍具有防癌抗癌的作用。十字花科蔬菜的防癌抗癌作用尤為明確和突出。也正因如此，部分營養師在建議每天攝取 500g 蔬菜時，其中特意推薦了十字花科蔬菜。十字花科蔬菜具有的防癌抗癌作用是由於其含有植物化學物質 —— 異硫氰酸酯（isothiocyanate）和吲哚（Indole）等，這些天然化合物已經被證實具有很好的抗癌作用。流行病學研究也表明，十字花科蔬菜能降低一些癌症的發生風險，如肺癌、結腸癌、乳癌等。其中抗癌作用較突出（研究較多）的十字花科蔬菜有花椰菜（青花菜）、蘿蔔、甘藍、高麗菜等。當然，像其他蔬菜一樣，十字花科蔬菜的抗癌作用很可能也是多種因素（如維生素、葉綠素、胡蘿蔔素、黃酮類等）共同作用的結果，而不僅是靠異硫氰酸酯。

但常見的致甲狀腺腫的食物就是十字花科植物。在這些食物中含有硫代葡萄糖苷（簡稱「硫苷」），硫苷可在相關酶的作用下降解，生成致甲狀腺腫素，會阻礙甲狀腺對碘的吸收與利用，造成人體內甲狀腺激素生成障礙，導致甲狀腺腫大，因而硫苷具有微弱的致甲狀腺腫作用。有數據顯示，除非短時間內大量食用十字花科食物（如每天食用 500 ～

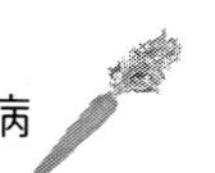

1,000g 花椰菜）才可能導致體內致甲狀腺腫素含量過高。因此，如果沒有每天連續、大量、生食花椰菜等十字花科蔬菜，沒有必要擔心會甲狀腺腫大。吃煮熟或川燙過的十字花科蔬菜可使其中的大部分酶失去活性，硫苷無法順利轉化為致甲狀腺腫素，這樣使甲狀腺腫素生成率明顯下降，大大降低了甲狀腺患病風險。

離開「數量」判斷某種食物「能不能吃」都是偽命題。首先，需要短時間內大量食用十字花科蔬菜，相當於每天吃 2,000g 的花椰菜、蘿蔔、捲心菜等；其次，處於低碘地區並且吃不到海鮮和碘鹽，或者同時食用富含類黃酮的水果（蘋果、梨、葡萄、橘子）。除了上述情況外，一般的甲亢、甲減、甲狀腺結節、甲狀腺癌的患者都可以適當增加十字花科蔬菜的攝取。尤其是平時經常進食海產品以及居住在沿海地區的人群，進食十字花科蔬菜能有效降低高碘對於甲狀腺的刺激作用，其中富含的大量抗氧化劑更能保護全身細胞免受各種有毒物質的侵襲。

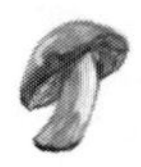

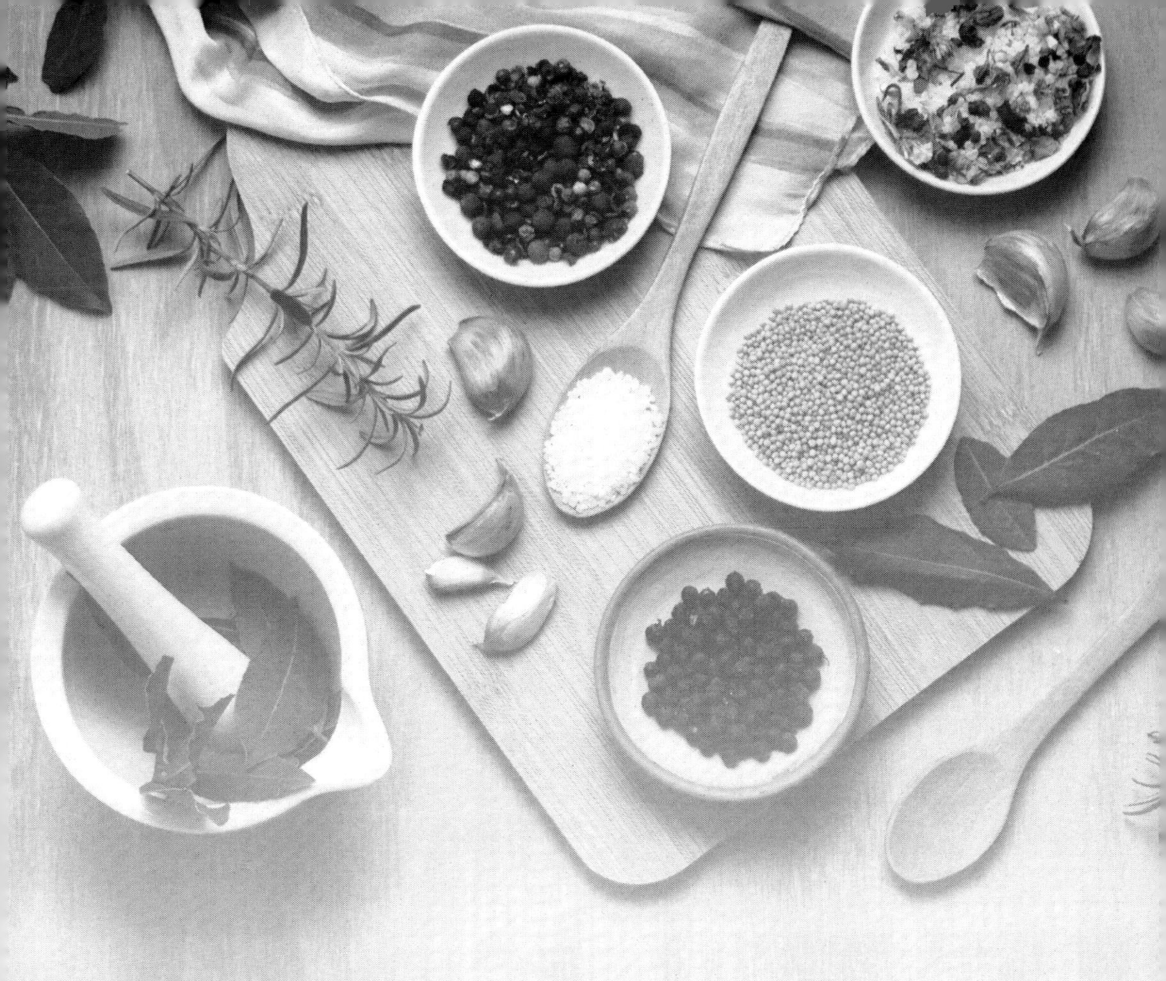

第四章

甲狀腺疾病日常飲食及中醫調養

第一節　甲狀腺功能亢進症

一、營養元素

(一) 碘元素

眾所皆知，碘是合成甲狀腺激素的重要原料，當一段時間內持續碘攝取量較高時，可能引發甲狀腺功能亢進症。甲狀腺功能亢進症的病因主要包括多結節性甲狀腺腫、高功能自主性腺瘤和葛瑞夫茲氏病等。其中，一次或多次大劑量攝取碘或長期攝取較高劑量碘可造成碘誘導的甲狀腺功能亢進症，常見於缺碘地區補碘後 (即使補充生理劑量的碘)，也見於過量使用胺碘酮以及放射科過量使用顯影劑等。所以甲亢患者需避免長期大量攝取碘元素，包括海帶、紫菜、海魚／蝦等海產品及含碘量豐富的調味料等。

(二) 硒元素

葛瑞夫茲氏病是自體免疫甲狀腺炎的一種，是甲亢最常見的病因，硒元素對甲亢的影響，較多的研究關注於硒與葛瑞夫茲氏眼病的關聯性。研究發現，葛瑞夫茲氏病合併眼病的患者血清硒濃度往往低於單獨患有葛瑞夫茲氏病的患者，顯示硒缺乏可能是葛瑞夫茲氏眼病的一個獨立危險因素。另外，在輕度葛瑞夫茲氏眼病患者中，接受硒製劑的患者生活品質提升、眼部受累症狀減輕、疾病進展減緩，在硒製劑與抗甲狀腺藥物合併治療葛瑞夫茲氏病方面，研究提出了在葛瑞夫茲氏病的甲巰咪唑治療中新增硒治療，甲狀腺功能恢復的速度比單獨使用甲巰咪唑更

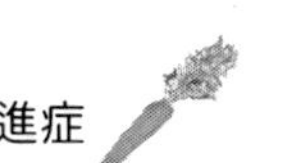

快。血清硒在人體免疫方面發揮重要作用，作用機制雖尚未完全明確，但早期給予相關治療可能在葛瑞夫茲氏病及相關眼病治療過程中發揮積極作用。

(三) 鐵元素

鐵狀態的穩定是維持人體正常生理活動的必要條件，引起鐵缺乏的原因主要有月經過多、消化系統疾病慢性失血。婦女月經量大、營養不良、吸收障礙或急慢性失血均會導致血紅素及紅血球性狀發生改變，進而引起缺鐵甚至是貧血。甲亢患者合併貧血多以小球性貧血為主，甲亢時人體處於高代謝狀態，消化系統興奮性增加，食慾亢進，腸蠕動增加，易發生腹瀉，可能導致鐵吸收減少，進一步加重缺鐵。缺鐵又致含鐵酵素活力下降，進而導致慢性萎縮性胃炎，內因子缺乏，維生素 B12 吸收障礙，進而加重鐵吸收障礙。

鐵是甲狀腺激素合成的初始階段所必需的元素，鐵缺乏往往與碘缺乏共存，並可能損害甲狀腺功能，同時鐵缺乏會削弱碘補充的有效性，應加以治療，最大限度地發揮補充碘的功效。甲亢性貧血患者中，輕度貧血可隨甲亢治療而恢復正常，74.9%的中度貧血也隨甲亢的緩解而完全恢復，只有 25.8%的中度及重度貧血患者，甲亢得以控制但貧血仍未被矯治。上述患者加用鐵劑治療後貧血可較快恢復正常，這為重度甲亢性貧血患者的治療提供了新的思路。

二、日常飲食注意事項

對甲亢患者而言，適宜的飲食調節，配合科學化治療，可以全面提升疾病的治療效果，縮短病程，延緩復發。基於此，甲亢患者的飲食調整至關重要，不容忽視，日常生活中有些食物不宜多吃，有些食物則可適當多食用。甲亢患者飲食方面的注意事項主要包含以下幾個方面。

(一) 注意補充熱量、碳水化合物及蛋白質

甲亢患者，甲狀腺激素分泌過多，人體處於高代謝狀態，導致蛋白質、碳水化合物和脂肪的分解增快，全身組織細胞的氧消耗及熱量產生增多，人體需要補充足夠的能量，維持正常的基礎代謝和身體機能。因此，甲亢患者需要選擇高熱量、高碳水、高蛋白的食物攝取。一般熱能的需量比正常人增加 50%～ 75%，每天宜供給 12,000 ～ 14,000 J 的熱量，也可根據實際需要適當調整，由於部分甲亢患者消耗增多，食量也增多，建議少量多餐的營養均衡飲食來滿足其新陳代謝的需要；同樣，碳水化合物的補充也很重要，如饅頭、麵包、米飯、糖類及甜食；蛋白質的攝取也不可忽視，比如瘦肉、蛋類、豆腐等。

(二) 注意補充維生素及礦物質

甲亢患者，由於高代謝狀態，往往會缺乏維生素和礦物質，同時在藥物治療過程中，也需要補充維生素，因此在飲食方面需要注意增加富含維生素和礦物質的食物攝取。水果可選擇蘋果、梨子、櫻桃、枇杷、鳳梨等；蔬菜可選擇白菜、薺菜、菠菜、番茄、茄子、南瓜、黃瓜、蓮藕、冬筍、青椒、苜蓿芽、龍鬚菜、胡蘿蔔等；肉類可選擇豬肉、雞肉等；蛋類；海鮮可選擇蟹等。

(三) 注意補充鈣磷等微量元素

甲亢患者，人體代謝較快，鈣磷消耗增多，容易出現鈣磷流失，導致骨質疏鬆等併發症，因此需要定期監測電解質，注意補充鈣磷。平時

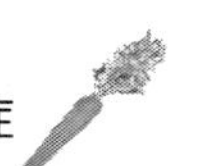

可多補充深色蔬菜、大骨湯、奶製品等含鈣食物，有效預防鈣的流失及骨質疏鬆；對鈣磷流失較多或骨質疏鬆較重的老年患者，建議除食物補充外，還應根據實際病情酌情服用鈣製劑等藥物。同時根據患者實際情況，適度補充磷、鉀、鎂、鋅等微量元素。

(四) 注意控制纖維素

部分甲亢患者會伴有腹瀉甚至乳糜瀉的情況，在此階段需要控制大量富含膳食纖維的食物攝取，以防加重腹瀉。

(五) 注意避免刺激性食物

貪食辛辣炙煿之品也是引起甲亢的一個重要誘因，甲亢患者，高代謝狀態下，避免濃茶、濃咖啡等刺激性飲料，戒菸、戒酒，禁食辛辣刺激性食物，減少刺激性食物引起神經興奮等身體不適。

三、中醫症候及飲食

(一) 症候一：肝鬱氣滯證

頸部或見腫大，可有頸部腫脹感，或咽部異物感，情緒不暢，急躁易怒，喜太息，腹脹便祕。舌質淡紅，苔薄白，脈弦。

1　粥養方

皮蛋瘦肉粥

(1) 食材用料

稻米、皮蛋、豬瘦肉、生薑少許、香蔥一根。

(2) 製作步驟

① 稻米清洗後加入少量油。

② 皮蛋剝殼，切小塊。

③ 豬肉切絲，加入少量鹽與料酒，醃製 15 分鐘。

④ 將米放入鍋中，加入清水 2 公升，大火煮開後加入豬肉絲，改成文火熬煮 30 分鐘，用勺子多次攪拌，避免沾鍋。

⑤ 當稻米煮熟，粥水濃稠時，加入皮蛋，不斷攪拌，煮 10 分鐘。

⑥ 放入薑絲，加食鹽（無碘鹽）調味，撒入蔥末。

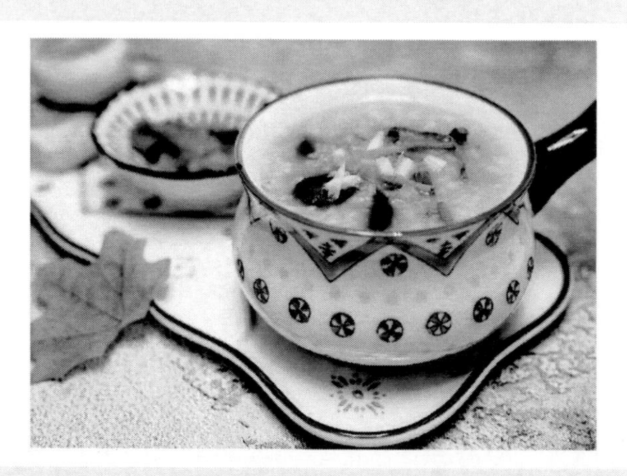

(3) 功效

皮蛋又稱「松花蛋」，不僅有特殊風味，還有一定的藥用價值。王士雄的《隨息居飲食譜》中說：「皮蛋，味辛、澀、甘、鹹，能瀉熱、醒酒、去大腸火，治瀉痢，能散能斂。」豬瘦肉中含蛋白質、脂肪、碳水化合物、多種維生素及微量元素。皮蛋瘦肉粥可健脾益胃，潤喉清熱，調節煩躁、失眠。

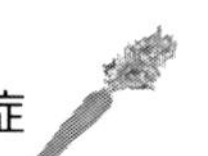

陳皮紅豆粥

(1) 食材用料

赤小豆、陳皮、稻米。

(2) 製作步驟

① 將赤小豆洗淨，提前一晚浸泡。

② 將浸泡的赤小豆、稻米、洗淨的陳皮放入鍋中，加入適量清水。

③ 大火煮開，轉文火，直至赤小豆煮軟爛。

④ 可依據個人口味，放入適量紅糖。

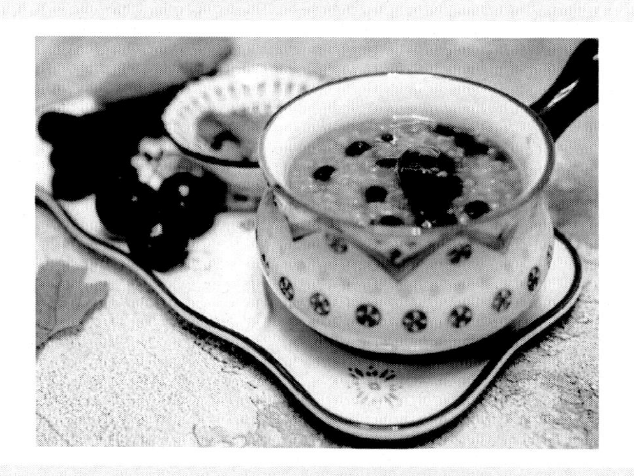

(3) 功效

陳皮味苦、辛，性溫，歸肺、脾經，可理氣健脾，燥溼化痰。赤小豆味甘、酸，平，歸心、小腸經，可利水消腫。陳皮紅豆粥一則可理氣，緩解咽部異物感、情緒不暢，二則可健脾，緩解腹脹納差。

玫瑰花百合粥

(1) 食材用料

玫瑰花、百合、稻米。

(2) 製作步驟

① 將玫瑰花洗淨，加入水中熬煮 20 分鐘，然後濾去花渣。

② 將稻米、百合放入濾去玫瑰花渣的水中，大火煮開後轉文火。

③ 待稻米煮軟爛後，盛出食用。

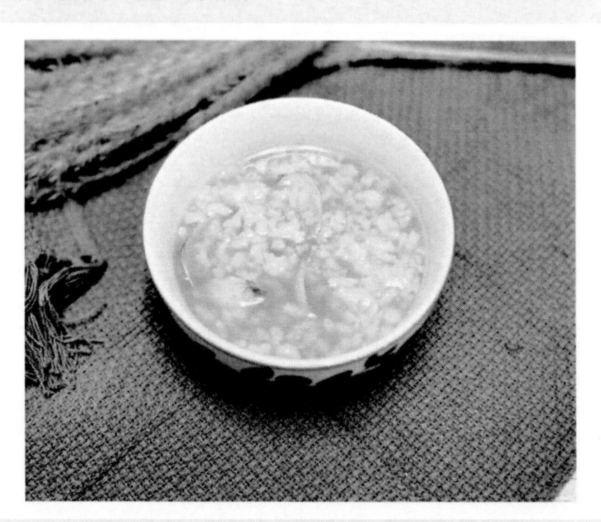

(3) 功效

玫瑰花味甘，性溫，入肝、脾二經，可行氣解鬱和血。百合味甘，性寒，歸心、肺經，可清心安神。玫瑰百合粥一則行氣解鬱，改善情緒急躁易怒，或情緒低落。二則可活血理氣，改善女性月經不調的問題。三則安神，改善甲亢患者亢奮難眠的情況。

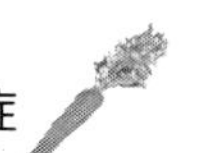

2 湯燉品

胡蘿蔔玉米排骨湯

(1) 食材用料

胡蘿蔔、玉米、排骨。

(2) 製作步驟

① 將胡蘿蔔、玉米洗淨，切成小塊。

② 將排骨洗淨，燙過後備用。

③ 在鍋中加入適量水，放入排骨、玉米、胡蘿蔔，大火煮 20 分鐘，轉文火，繼續煲 1.5 小時。

④ 最後加入適量食鹽（無碘鹽）調味。

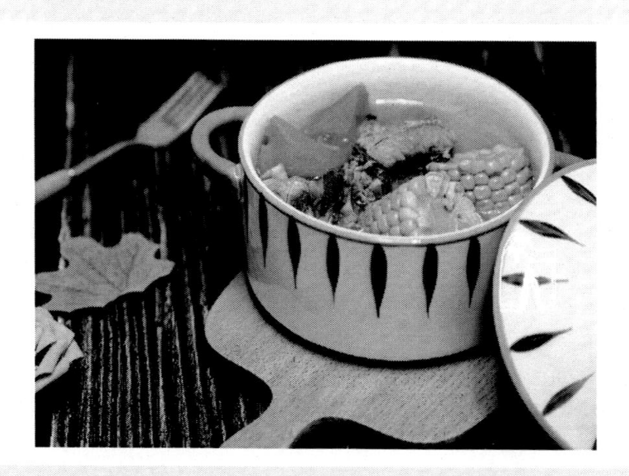

(3) 功效

胡蘿蔔中含蛋白質、脂肪、醣類化合物（蔗糖、葡萄糖）、粗纖維，鈣、磷等。胡蘿蔔性味甘，辛、微溫，脾經，可健脾化溼。玉米可開胃、通便、利尿；玉米中的維生素 B6、菸酸等成分，具有刺激胃腸蠕動的特性，可防治便祕。胡蘿蔔玉米排骨湯可行氣利水潤腸，緩解患者咽部異物感、腹脹、便祕等症狀。

陳皮無花果雞湯

(1) 食材用料

陳皮、無花果、雞。

(2) 製作步驟

① 將陳皮、無花果洗淨備用。

② 將雞洗淨，切塊備用。

③ 在鍋中加入適量水，放入陳皮、無花果、雞，大火煮 20 分鐘，轉文火，繼續煲 1 小時，加入適量鹽（無碘鹽）調味。

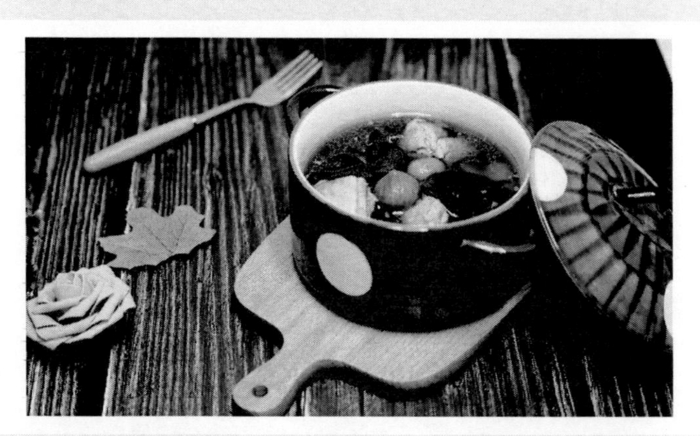

(3) 功效

陳皮可理氣健脾，燥溼化痰。無花果味甘，性涼，歸肺、胃、大腸經，可清熱健脾。陳皮無花果雞湯可理氣健脾清熱，緩解甲亢的情緒急躁、腹脹、咽部異物感。

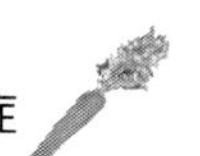

陳皮竹笙松茸湯

(1) 食材用料

陳皮、竹笙、松茸。

(2) 製作步驟

① 將陳皮、竹笙洗淨。

② 松茸用陶瓷刀清理表面。

③ 將陳皮、竹笙、松茸放入鍋中，加適量水，煮 20 分鐘，加入適量鹽（無碘鹽）調味。

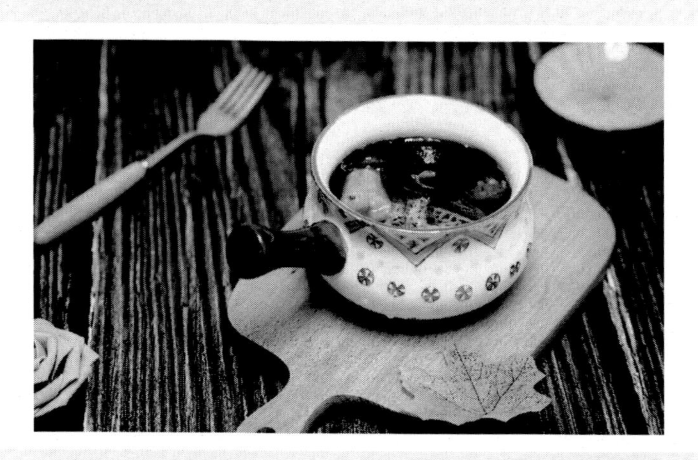

(3) 功效

竹笙味甘，性涼，歸肺、肝經，可潤肺補氣。松茸含蛋白質、脂肪及豐富的維生素，能補充營養、促進腸道吸收。陳皮可理氣健脾。陳皮竹笙松茸湯可理氣潤肺，緩解咽部有痰的不適感，緩解情緒急躁易怒。

3　藥茶

將藥材洗淨放入杯中，加入熱水，多次沖泡飲用。或小鍋熬煮5～10分鐘，倒出飲用。

合歡花玫瑰花菊花（三花茶）

功效：合歡花理氣舒鬱，玫瑰花理氣解鬱和血，菊花清熱平肝。三花茶理氣解鬱，可改善患者急躁易怒，咽痛，女性患者月經不調的症狀。

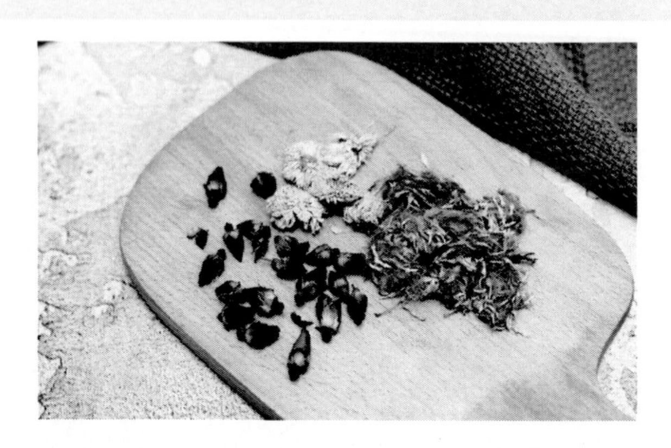

陳皮菊花茶

功效：陳皮菊花茶可理氣清熱。陳皮理氣健脾，緩解由於肝鬱氣滯帶來的情緒不暢，肝氣不舒而影響脾氣，陳皮可健脾，緩解腹脹納差。甲亢患者時常感覺燥熱多汗，菊花可平肝潛陽，清熱解毒。

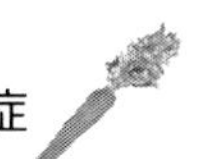

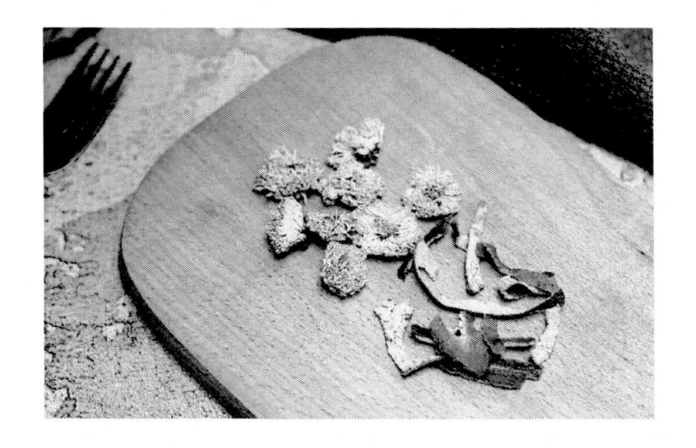

(二) 症候二：肝鬱化火證

頸部或見腫大，可有頸部腫脹、疼痛，或咽部異物感，情緒急躁，口苦咽乾，燥熱多汗，面紅，失眠多夢。舌紅苔薄黃，脈弦數。

1　粥養方

綠豆百合蓮子冰粥

(1) 食材用料

綠豆、百合、蓮子、稻米。

(2) 製作步驟

① 綠豆提前一晚浸泡。

② 將稻米、百合洗淨。

③ 鍋內將適量水燒開，加入蓮子、稻米、綠豆、百合煮開。

④ 大火煮開後轉文火，綠豆煮爛後轉文火。

⑤ 可根據個人口味加入適量冰糖，煮開即可。

⑥ 將粥放涼後，放入冰箱冷藏 2 小時後即可食用。

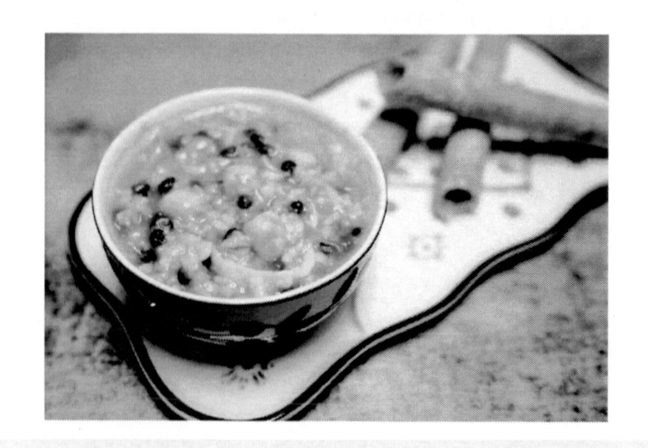

(3) 功效

綠豆味甘，性涼，入心、胃經，具有清熱解毒，除煩止渴的功效。蓮子味甘，性平，歸脾、腎、心經，具有補脾養心安神之效。百合味甘，性寒，歸心、肺經。可清心安神。綠豆百合蓮子冰粥可清熱解毒安神，甲亢患者肝氣鬱結，久而化熱，咽痛、口乾燥熱等症狀可緩解，蓮子百合入心經，可寧心安神，緩解失眠。冰粥清涼易入口，適合夏天炎熱時食用。

南瓜粥

(1) 食材用料

南瓜、稻米。

(2) 製作步驟

① 南瓜洗淨，切小塊備用。

② 鍋中水開後放入稻米，南瓜。

③ 大火煮開後轉文火，煮 25 分鐘，直至稻米南瓜皆軟爛為宜。

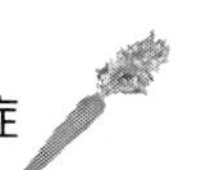

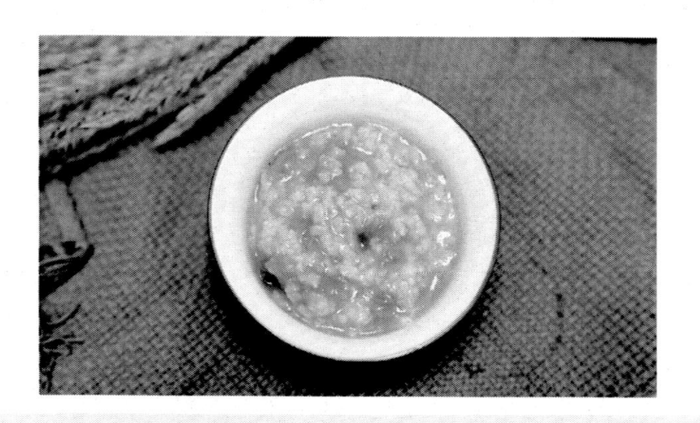

(3) 功效

南瓜味甘，歸脾、胃經，具有益氣清熱之功。南瓜粥可緩解肝鬱化火帶來的咽痛、便祕等症狀。

雞肉荸薺粥

(1) 食材用料

荸薺、雞肉、稻米。

(2) 製作步驟

① 荸薺洗淨去皮，切小塊。

② 雞肉洗淨切塊。

③ 鍋中放入稻米，煮開後轉文火，煮 20 分鐘。

④ 放入雞肉塊、荸薺，文火煮 15 分鐘，加入適量無碘鹽調味即可。

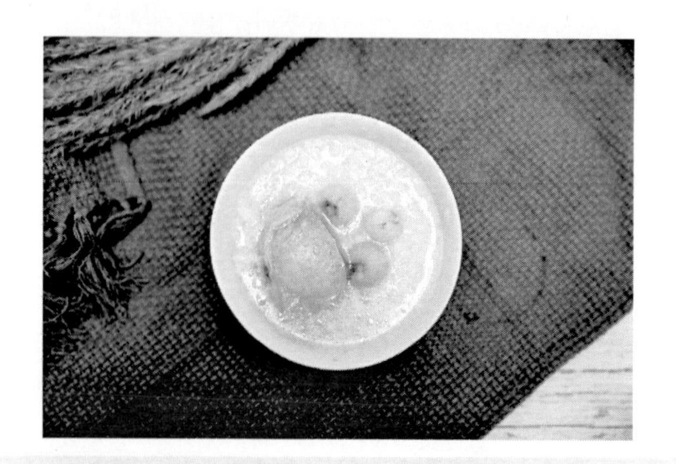

(3) 功效

荸薺味甘，性平，歸肺、胃經。雞肉荸薺粥具有清熱、止渴、化痰之效，可以改善咽痛、咳黃痰、咽乾、便祕等症狀。

2　湯燉品

蓮藕排骨湯

(1) 食材用料

蓮藕、排骨。

(2) 製作步驟

① 蓮藕洗淨切塊；豬排骨洗淨切段。

② 鍋中放入適量水，加入切好的排骨，大火煮開，去浮沫。

③ 鍋中放入蓮藕。

④ 大火煮開後轉文火，燉煮 1.5 小時。

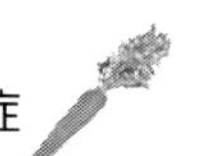

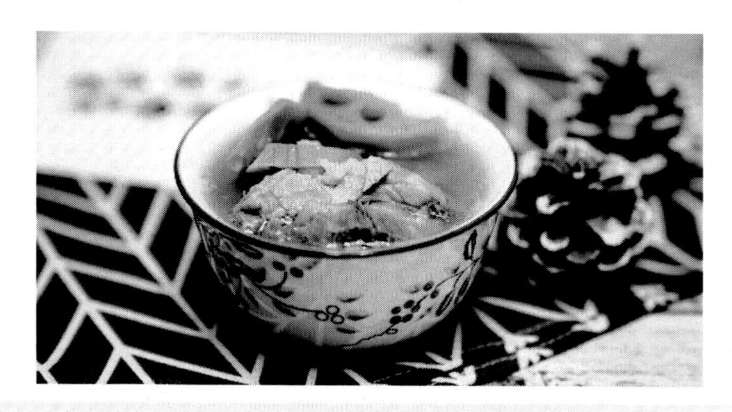

(3) 功效

蓮藕性寒，甘涼入胃，可清煩熱，止渴，補益脾胃，調養陰血。排骨含大量磷酸鈣、膠質、膠原蛋白。蓮藕排骨湯清熱止煩，可緩解情緒激動易怒、咽痛，可養陰血止渴，緩解口乾、燥熱多汗、面紅等症狀。

綠豆田雞湯

(1) 食材用料

綠豆、田雞。

(2) 製作步驟

① 綠豆洗淨，提前浸泡半小時。

② 田雞洗淨，去皮、內臟、頭。

③ 鍋中加入清水，放入田雞、綠豆，大火煮沸後轉文火，煲 1 小時。

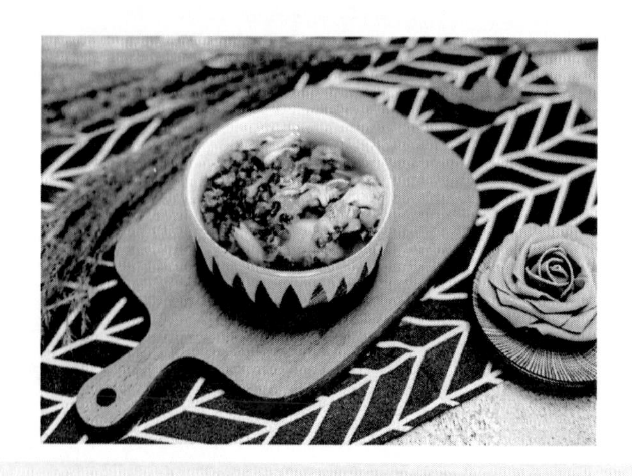

(3) 功效

綠豆性寒，歸肝、胃、心經，可清熱解毒，消暑利水。田雞可利水消腫，解毒止咳。肝鬱化火型甲亢患者常感到情緒難以控制，伴有陣發的燥熱多汗，綠豆田雞湯可緩解燥熱多汗，咽部異物感，咳黃痰等症狀。部分患者還伴有下肢輕度水腫，此湯也可利水消腫。

苦瓜蛋花湯

(1) 食材用料

苦瓜、雞蛋。

(2) 製作步驟

① 苦瓜洗淨，切開去瓜核，切片備用。

② 雞蛋打散。

③ 鍋中加水煮開，放入苦瓜，待苦瓜煮軟後，倒入雞蛋，煮滾。

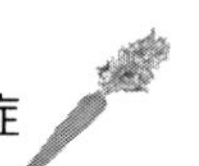

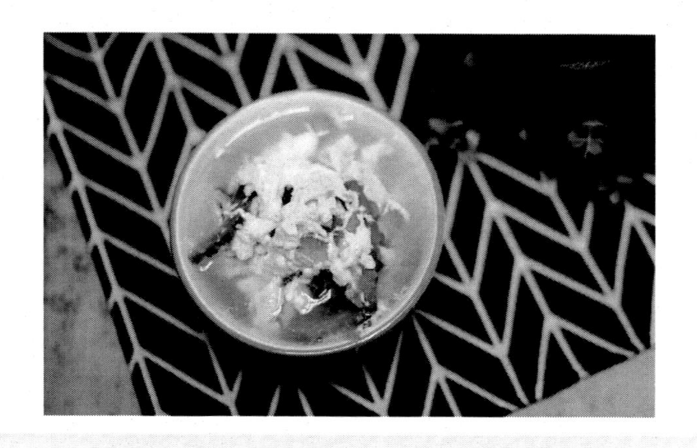

(3) 功效

苦瓜味苦，性寒，歸心、脾、肺經，可清熱解毒，明目。肝氣不舒久而化熱，導致咽痛、咽乾、眼乾澀、燥熱易怒，苦瓜蛋花湯可清熱生津，緩解情緒急躁、咽部不適、燥熱多汗等症狀。

3　藥茶

將藥材洗淨放入杯中，加入熱水，多次沖泡飲用。或小鍋熬煮5～10分鐘，倒出飲用。

銀桑茶（金銀花、桑葉）

金銀花性甘、寒，歸肺、胃經，可清熱解毒。桑葉味苦、甘，性寒，歸肺、肝經，可疏散風熱，清肺潤燥，平肝明目。銀桑茶一則可清熱解毒利咽，緩解咽部異物感、咽痛、燥熱多汗等症狀。二則可平肝明目，緩解情緒急躁、易激動、眼睛乾澀脹痛等症狀。

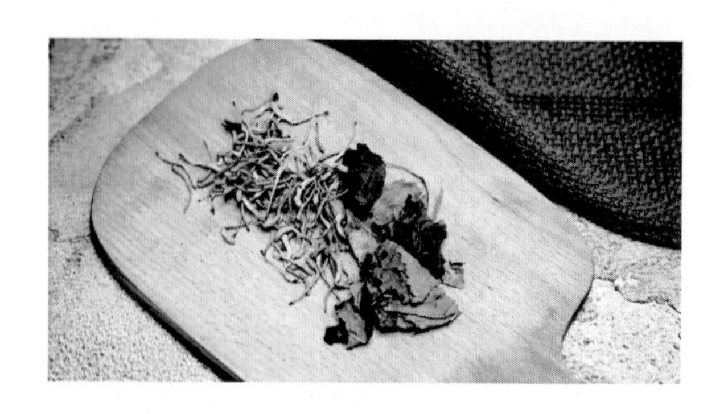

夏果飲（夏枯草、青果）

夏枯草味辛、苦，性寒，歸肝、膽經，可清肝瀉火，明目，散結消腫。青果味甘、酸，性平，歸肺、胃經，可清熱解毒，利咽，生津。夏果飲一則可清熱利咽，緩解咽部異物感、咳痰、咽乾等不適；二則可散結消腫，緩解頸部腫脹的症狀。

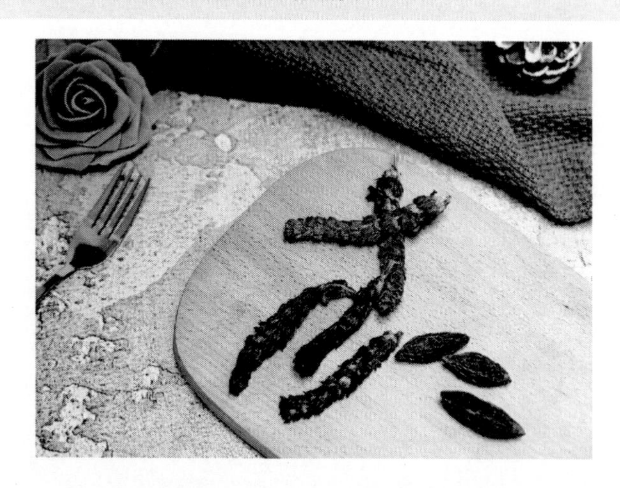

（三）症候三：氣陰兩虛證

頸部或見腫大，或有頸部腫脹感，或咽部異物感，神疲乏力，心悸氣短，五心煩熱。舌質紅，少苔，脈細數。

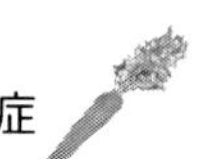

1　粥養方

玉竹百合粥

(1) 食材用料

百合、玉竹、稻米。

(2) 製作步驟

① 百合、玉竹清洗乾淨。

② 鍋中放入稻米，大火煮開後轉文火，煮 20 分鐘。

③ 放入百合及玉竹，煮至稻米軟爛。

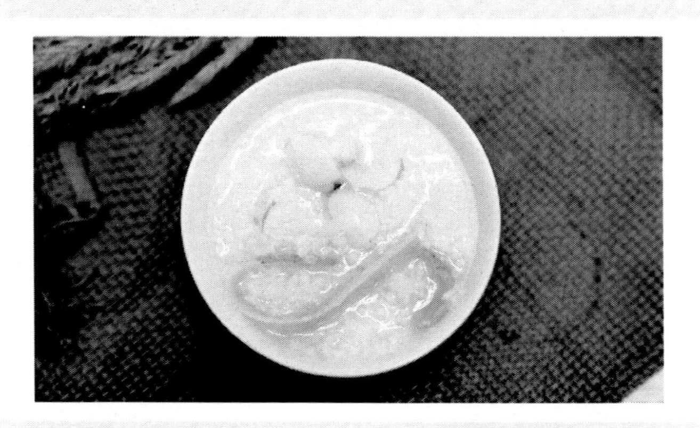

(3) 功效

百合味甘，性寒，歸心、肺經，可養陰潤肺，清心安神。玉竹味甘，性微寒，歸肺、胃經，可養陰潤燥，生津止渴。稻米性味甘平，有補中益氣之效。玉竹百合粥可健脾補氣養陰，緩解神疲乏力、口乾舌紅的症狀。

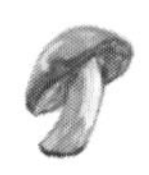

紅棗紅豆粥

(1) 食材用料

紅棗、紅豆、稻米。

(2) 製作步驟

① 紅豆洗淨，提前一晚浸泡。

② 鍋中放入稻米，加入適量水。

③ 鍋中加入紅棗和浸泡好的紅豆。

④ 大火煮開後轉文火，煮 25 ～ 30 分鐘。

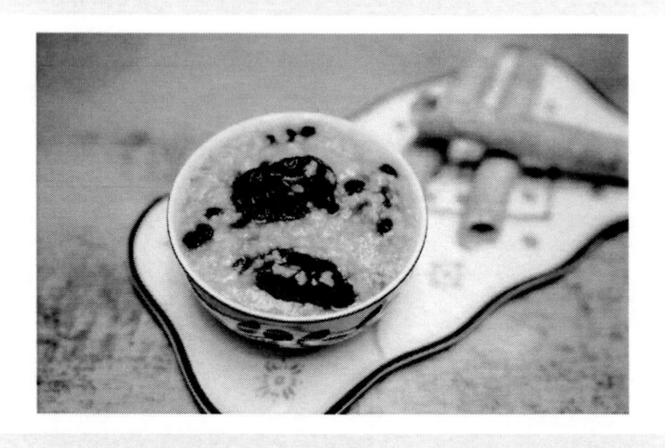

(3) 功效

紅豆性平，味苦，歸肺、心、脾經，可利水健脾。紅豆含有豐富的維生素 B1，可避免血液中乳酸過多蓄積而造成肌肉痠痛，可以緩解疲勞。紅棗味甘，性平，歸脾、胃經，可補脾和胃，益氣生津。紅棗紅豆粥一則可健脾補氣，緩解患者因氣虛而產生的乏力疲倦，氣短納差。二則可和胃生津，緩解陰虛而產生的口乾、煩熱等不適。

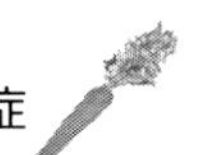

窩蛋牛肉粥

(1) 食材用料

牛肉、雞蛋、稻米。

(2) 製作步驟

① 牛肉洗淨切片，放入米酒、薑絲、醬油醃製 20 分鐘。

② 鍋中放入稻米，熬煮 20 分鐘。

③ 放入醃好的牛肉，煮 5 分鐘。

④ 放入雞蛋，關火，蓋鍋蓋燜 2 分鐘，加鹽調味。

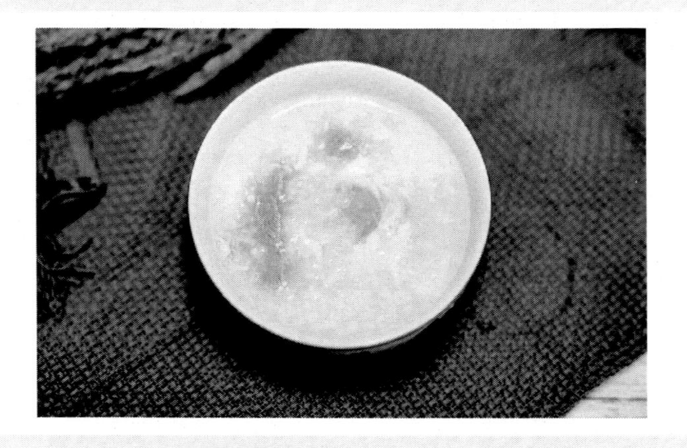

(3) 功效

牛肉含豐富的蛋白質，有補中益氣，滋養脾胃，止渴止涎之功效，適合中氣不足的人群。雞蛋清富含蛋白質和人體必需的 8 種胺基酸和少量醋酸，蛋黃中含有豐富的脂肪、卵磷脂、膽固醇、鈣、磷、鐵等物質。窩蛋牛肉粥可補氣健脾，緩解納差乏力的症狀，提高人體抵抗力。

2　湯燉品

椰子烏骨雞湯

(1) 食材用料

椰子、烏骨雞。

(2) 製作步驟

① 椰子取出椰汁、椰肉，椰肉切小塊。

② 烏骨雞洗淨切小塊，燙過後備用。

③ 鍋中放入適量水，加入椰子、烏骨雞，倒入適量椰汁。

④ 大火煮開後轉文火，煲 1 小時。

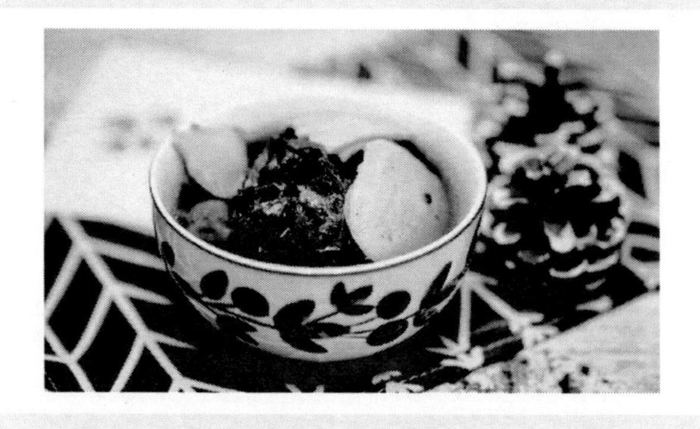

(3) 功效

椰汁及椰肉含大量蛋白質、果糖、葡萄糖、蔗糖、脂肪、維生素 B1、維生素 E、維生素 C、鉀、鈣、鎂等。椰子性味甘、平，入胃、脾、大腸經；椰肉具有補虛之效。烏骨雞內含豐富的蛋白質，維生素 B 等 18 種胺基酸和 18 種微量元素；烏骨雞性平、味甘，具有滋陰清熱、補肝益腎、健脾止瀉等作用。椰子烏骨雞湯可補氣滋陰，緩解疲倦、五心煩熱等不適。

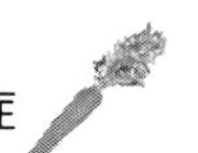

人蔘石斛排骨湯

(1) 食材用料

人蔘、石斛、排骨。

(2) 製作步驟

① 人蔘、石斛洗淨備用。

② 排骨切小塊，燙過後備用。

③ 鍋中放入適量水，大火燒開，放入人蔘、石斛、排骨，大火煮開轉文火，煲 1.5 小時。

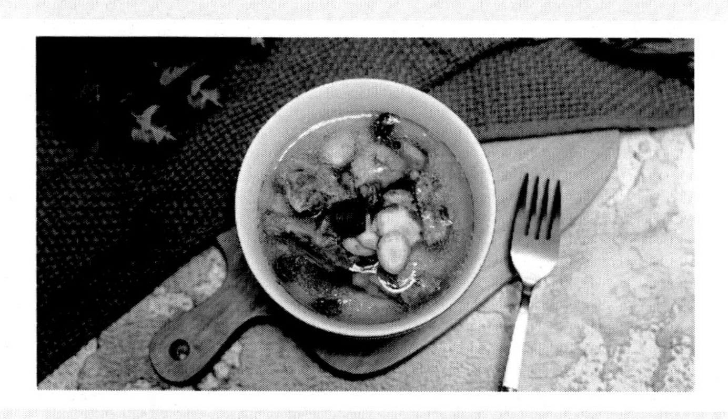

(3) 功效

人蔘可大補元氣、補脾益肺、生津止渴。石斛可益胃生津，滋陰清熱。人蔘石斛排骨湯一則可補氣滋陰，緩解肺脾氣虛而導致的咳嗽、乏力、納差等症狀，二則可滋陰清熱，緩解陰虛久而化熱導致的五心煩熱、口乾渴等症狀。

沙參麥門冬豬骨湯

(1) 食材用料

沙參、麥門冬、豬骨。

(2) 製作步驟

① 沙參、麥門冬洗淨備用。

② 豬骨洗淨切塊，燙過後備用。

③ 鍋中清水燒開後放入沙參、麥門冬、豬骨，大火煮開轉文火，煲1.5小時。

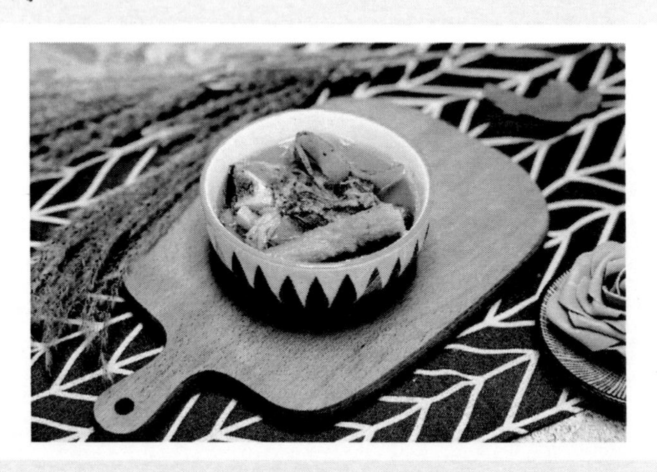

(3) 功效

沙參味甘，微苦，性微寒，歸肺、胃經，可養陰清熱，潤肺化痰，益胃生津。麥門冬甘，微苦，微寒，歸心、肺、胃經，可養陰生津，潤肺止咳。沙參麥門冬豬骨湯可養陰生津潤肺，緩解氣陰兩虛引起的咽部異物感、乾咳、口乾渴、煩熱等症狀。

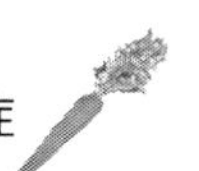

3　藥茶

蘆根白茅根烏梅水

蘆根甘、寒，歸肺、胃經，清熱瀉火，生津止渴，除煩。白茅根甘、寒，歸肺、胃、膀胱經，涼血止血，清熱利尿。烏梅味酸、澀，性平，歸肝、脾、肺、大腸經，可生津。蘆根白茅根烏梅水可生津止渴，緩解心煩虛熱的症狀。

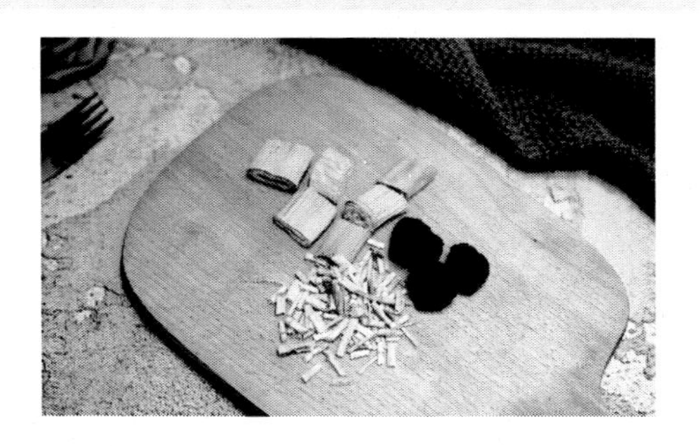

黃耆沙參菊花茶

黃耆味甘，性微溫，歸脾、肺經，可補氣固表。沙參味甘，歸肺、胃經，可養陰清熱，潤肺化痰，益胃生津。菊花味苦、甘，歸肺、肝經，可散風清熱，平肝明目，清熱解毒。黃耆沙參菊花茶可益氣潤肺生津，可緩解甲亢氣陰兩虛而引起的口乾，煩熱，咽部不適，乏力等症狀。

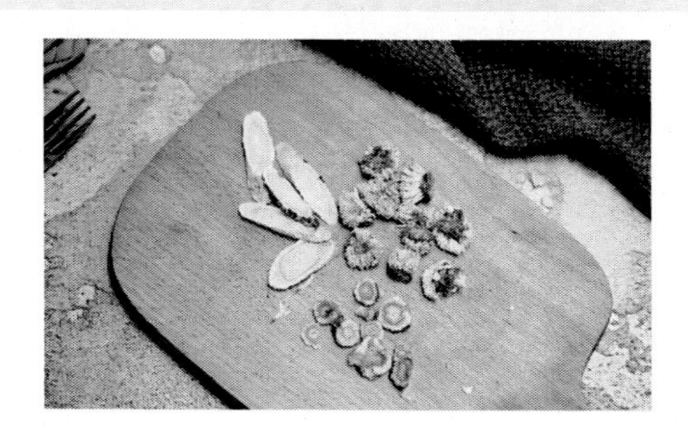

第二節　甲狀腺功能減退症

一、營養元素

(一) 碘元素

與甲狀腺功能減退症密切相關的營養元素為碘元素，是否需補碘要依病情而定。引起甲減的病因有很多，切不可貿然高碘飲食。如果甲減是由單純性缺碘造成的，比如地方性甲狀腺腫引起的甲減，這種情況需要在醫生的指導下適當增加碘的攝取，食物可以選擇加碘鹽、紫菜、海帶及海鮮等。需要特別引起注意的是，如果自體免疫甲狀腺炎（通常是橋本氏甲狀腺炎）所導致的甲減，往往在一次或多次服用高碘食物後會出現甲狀腺過氧化物酶抗體增多，誘發並加重自體免疫甲狀腺炎，所以建議低碘飲食，限制海帶、紫菜等海產品及含碘量過高的調味料的攝取；對甲狀腺功能亢進患者 131I 治療後導致的甲減，若促甲狀腺素受體抗體（TRAb）陽性，此時建議低碘飲食為宜。

(二) 鐵元素

鐵是甲狀腺激素合成的初始階段所必需的元素，鐵缺乏往往與碘缺乏並存，並可能損害甲狀腺功能。甲減患者因甲狀腺激素的缺乏可影響紅血球生成素合成而致骨髓造血功能減退，月經過多或月經紊亂，胃酸分泌減少，鐵吸收障礙而致缺鐵，缺鐵又可能導致甲減加重，故甲減患者要注意預防貧血，多補充富含鐵質、維生素 B12（促進血紅素的合成和鐵的吸收）葉酸等的飲食，或可取得顯著效果。中醫藥在預防和治療

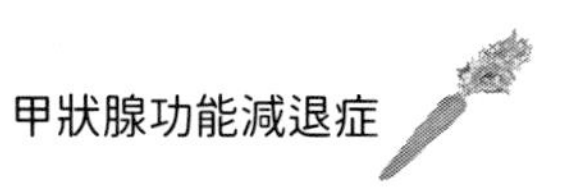

缺鐵及缺鐵性貧血方面具有優勢，如甲減合併缺鐵或缺鐵性貧血多屬於中醫氣血兩虛證，可以用當歸、黃耆益氣補血。

二、日常飲食注意事項

甲狀腺功能減退症患者日常飲食禁忌對於疾病的治療和恢復有較為深入的影響。飲食應注意補充足量的優質蛋白及鐵元素，日常保證適量攝取雞蛋、牛奶、豆製品、淡水魚蝦等；同時高血脂症患者要避免食用高脂肪、高膽固醇食品，以免加劇脂肪代謝紊亂；若伴有明顯的甲狀腺腫大，應盡量避免食用促甲狀腺腫大的蔬果，如捲心菜、蘿蔔、紫高麗菜、大豆、花生、核桃等。另外，甲減患者宜溫補，忌寒涼。甲減患者怕冷、喜熱，多屬陽虛體質，飲食適宜溫補，尤其在冬季可適量進補。

(一) 攝取足量蛋白質

甲狀腺功能減退症使小腸黏膜新陳代謝速度減慢，消化腺受影響，酵素活力下降，白蛋白較少，故應補充必需胺基酸，攝取足量蛋白質以改善甲減的蛋白質不足的情況。建議每天蛋白質攝取在 1g/kg 體重以上，以維持人體蛋白質的平衡；日常可食用含蛋白質豐富的食物，動物蛋白來源以蛋類、乳類、肉類、魚類為主，同時補充植物蛋白，如各種豆製品、黃豆等。

(二) 限制過量脂肪攝取

甲減患者多伴有血脂代謝異常，最常見的就是高血脂症。雖然甲減患者的血膽固醇合成不快，但排出比較緩慢，這在原發性甲減時更明顯，其血脂異常升高程度與血清促甲狀腺激素濃度呈正相關，故宜限制脂肪的攝取。每日脂肪供給占總熱量的20%左右，並限制富含膽固醇和高脂肪的飲食，如各種奶油、動物內臟、五花肉、乳酪等，原發性甲減患者更應注意。

（三）提倡清淡飲食習慣

甲減患者由於甲狀腺素合成或分泌不足，使人體各器官和組織代謝率降低；加之心率減慢和每搏輸出量減少，心排血量降低，周圍血液量減少，血流速度減慢，循環時間延長。為了保持熱量，皮膚血管呈收縮狀態，外周阻力增高，所以容易導致黏液性水腫。臨床表現為手足腫脹、體重增加、大便溏稀等。若常食偏鹹的食物，會加重肢體水腫，雖然甲減患者不像腎病患者一樣嚴格限制鹽的攝取，但飲食也宜清淡，少吃偏鹹的食品，如醃製的鹹菜等，提倡清淡的飲食習慣。

（四）注意鈣及維生素的補充

甲狀腺激素分泌減少可使骨代謝障礙、體內礦物量減少導致骨轉化減慢，從而引起骨質疏鬆。所以對甲減患者來說，補鈣是必要的。甲減患者伴有貧血，應注意補充鐵製劑及維生素B12，必要時也可服用葉酸、動物肝臟等，應保持營養均衡。

（五）宜溫補，少食寒涼食品

中醫認為各種食物有寒涼溫熱之性，甲減患者怕冷、喜熱、乏力，多屬陽虛，適宜進食溫補。在肉類食品中，羊肉、牛肉等性屬溫熱，適宜甲減患者在冬季食用。蔬菜中韭菜、山藥可以溫陽健脾，瓜果類中胡桃肉可以補腎溫陽，甲減患者宜多食用。但寒涼生冷之品如冷飲、苦瓜、西瓜、菊花茶等則少吃為好。

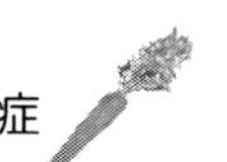

(六) 多吃膳食纖維豐富的食物

由於甲狀腺激素濃度較低，甲減患者的腸胃蠕動較慢，容易發生消化不良，產生腹脹或便祕。因此，甲減患者需要進食富含膳食纖維豐富的食物，例如五穀根莖類、香蕉、芹菜等，以促進腸胃蠕動。另外在日常烹飪時，建議把食物煮得軟爛一些，這樣更有利於胃腸的消化吸收。平時注意動靜結合，適度鍛鍊，養成良好的排便習慣。

三、中醫症候及飲食

(一) 症候一：肝鬱氣滯證

頸部或見腫大，可有頸部腫脹感，或咽部異物感，情緒不暢，情緒低落，伴胸悶不舒，喜太息，或情緒急躁易怒。舌質淡紅，苔薄白，脈弦。

1　粥養方

干貝蝦粥

(1) 食材用料

干貝，鮮蝦，稻米。

(2) 製作步驟

① 干貝提前泡發。

② 鍋中放入稻米，熬煮 20 分鐘。

③ 將泡發的干貝放入鍋中，文火熬煮，直至稻米軟爛，干貝變軟。

④ 放入鮮蝦，煮 5 分鐘後加入薑絲，放適量無碘鹽。

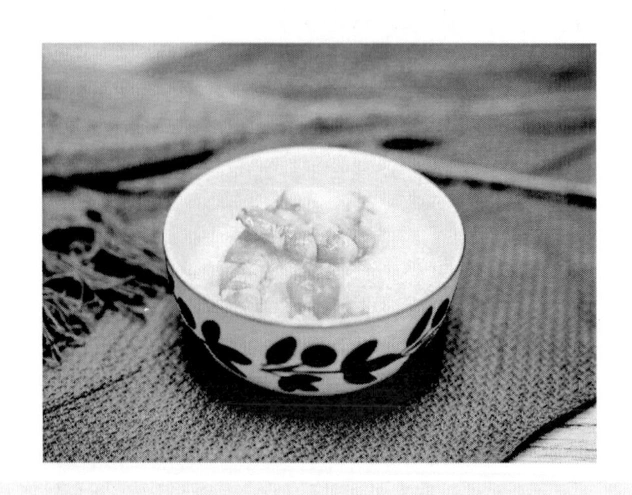

(3) 功效

干貝甘、鹹，微溫，可滋陰調中，富含蛋白質、碳水化合物、核黃素和鈣、磷、鐵等多種營養成分，蛋白質含量高達 61.8%。鮮蝦，性溫，味甘，營養豐富，含有豐富的蛋白質，大量的鋅、硒、碘等礦物質。干貝蝦粥可以健脾調中，補充碘，緩解甲減患者的胃脘脹滿不舒、頸部腫脹感等症狀。

鱸魚蔬菜粥

(1) 食材用料

鱸魚、生菜、稻米。

(2) 製作步驟

① 無刺鱸魚若干塊，碾碎。

② 鍋中放入稻米，大火煮開後轉文火。

③ 放入鱸魚，煮至稻米軟爛，放入切碎的生菜。

④ 煮 5 分鐘後關火，加入適量薑絲、鹽。

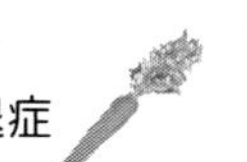

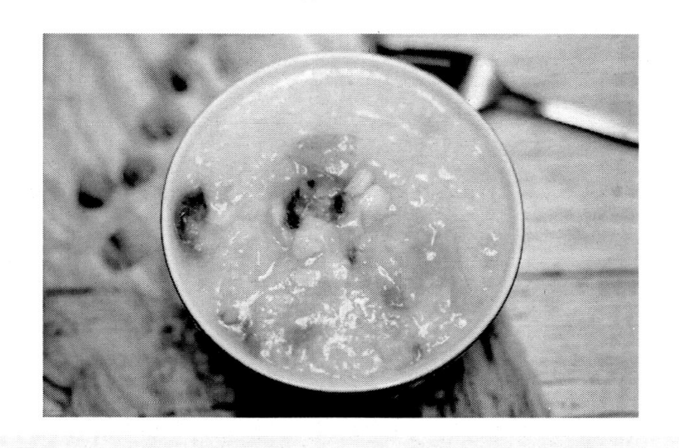

(3) 功效

鱸魚具有補肝腎、益脾胃、化痰止咳之效，含豐富蛋白質及多種微量元素。鱸魚菜粥口味清淡易吸收，適合各年齡層人群，可緩解甲減的乏力睏倦和咽部異物感。

陳皮菌菇粥

(1) 食材用料

陳皮、香菇、鴻喜菇、稻米。

(2) 製作步驟

① 陳皮、香菇、鴻喜菇提前洗淨，切小塊備用。

② 鍋中放入稻米，大火煮開後轉文火，放入陳皮、香菇、鴻喜菇。

③ 文火熬煮 30 分鐘，關火加適量鹽調味。

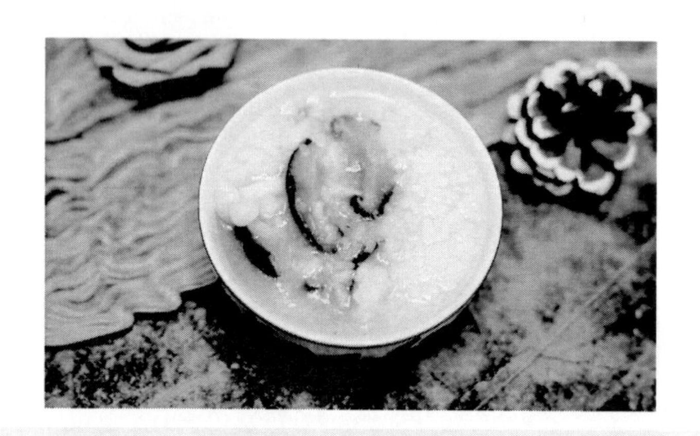

(3) 功效

陳皮味苦、辛，性溫，歸肺、脾經，可理氣健脾，燥溼化痰。香菇含多種有效藥用成分，據研究，其中香菇多糖具有重要的免疫藥理作用，可改善肌體代謝，增強免疫力，用於預防和治療脾胃虛弱、腹脹、四肢乏力、面黃體瘦等消化系統疾病。鴻喜菇含蛋白質及多種微量元素。陳皮菌菇粥可緩解咽部不適感，情緒急躁及乏力等症狀。

2　湯燉品

海帶排骨湯

(1) 食材用料

海帶、排骨。

(2) 製作步驟

① 排骨切塊，燙過。

② 海帶洗淨泡發，切塊。

③ 鍋中放入排骨、適量水。

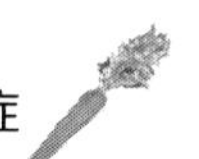

④ 大火煮開後轉文火，熬煮 1 小時，放入海帶。

⑤ 放入海帶後煮 30 分鐘，加入鹽調味。

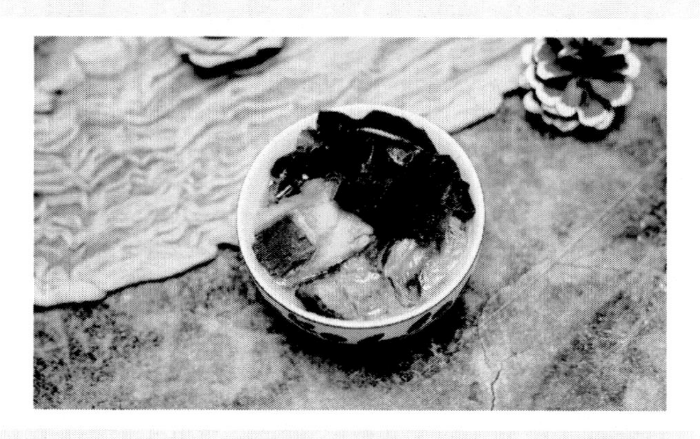

(3) 功效

海帶中含大量碘和甘露醇，可利尿消腫。排骨味甘、鹹，性平，入脾、胃、腎經，可以滋養脾胃。海帶排骨湯可緩解甲減患者的下肢輕度水腫，可補充甲減患者缺乏的碘元素，可緩解胃脘脹滿不適，納差等症狀。

金花膠雞湯

(1) 食材用料

南瓜、花膠、雞。

(2) 製作步驟

① 花膠提前一晚加水泡發。

② 南瓜切塊加少量水，放入調理機中打碎。

③ 雞肉切塊燙過後備用。

④ 鍋中放入雞塊、花膠，大火煮開後轉文火，煮 1.5 小時。

⑤ 加入南瓜汁，煮 30 分鐘，加入鹽調味。

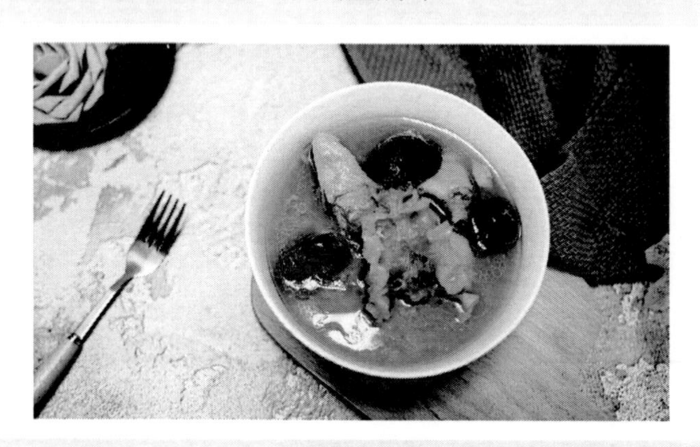

(3) 功效

南瓜含瓜胺酸、精胺酸、天門冬胺酸、葫蘆巴鹼、腺嘌呤、胡蘿蔔素、維生素B、維生素C、脂肪、葡萄糖、蔗糖、戊醣及甘露醇等。可補中益氣，斂肺利尿。花膠又叫魚膠，含豐富的蛋白質及膠質，有補腎益精、滋養筋脈的功效。雞肉甘溫，歸脾、胃經，可溫中，益氣。金花膠雞湯可健脾補中，緩解患者納差，疲倦乏力，腹脹的症狀；也可以收斂肺氣，緩解咳嗽、咽部異物感等不適。

白蘿蔔大骨湯

(1) 食材用料

白蘿蔔、豬骨。

(2) 製作步驟

① 豬骨燙過後備用。

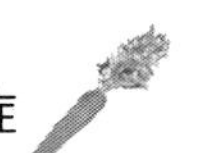

② 白蘿蔔滾刀切塊，備用。

③ 豬骨放入鍋中，加適量水，大火煮開，轉文火，放入白蘿蔔，煮 1 小時。

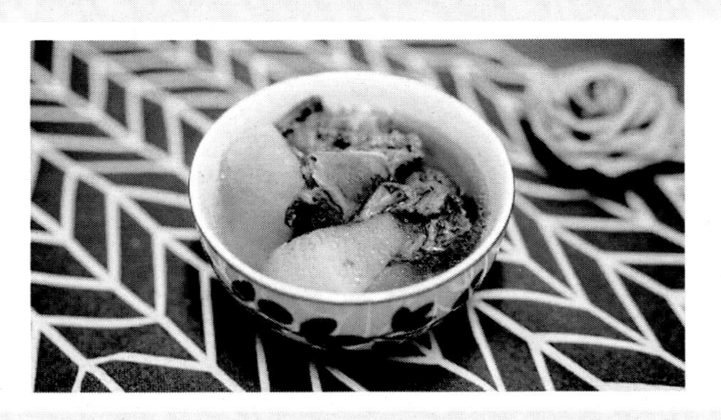

(3) 功效

白蘿蔔，為萊菔的根，古籍中也有對白蘿蔔的記載，其中《隨息居飲食譜》:「治咳嗽失音、咽喉諸病，解煤毒、茄毒。熟者下氣和中，補脾運食，生津液，禦風寒，止帶濁，澤胎養血。」《本草綱目》:「主吞酸，化積滯，解酒毒，散瘀血，甚效。」豬骨味澀，性平，歸肺、腎、大腸經。白蘿蔔大骨頭湯可健脾寬中，緩解食慾不佳、胃脘脹滿等症狀，也可治療咽喉疾病，緩解咽部異物感、咳嗽咳痰等症狀。

3　藥茶

洛神花茶（洛神花、陳皮、百合）

洛神花，又稱玫瑰茄，味酸，性涼，歸腎經，可斂肺止咳。陳皮味辛、味苦，性溫，歸脾經、肺經，可理氣開胃，燥溼化痰。百合味甘，性寒，歸心、肺經，可養陰潤肺，清心安神。洛神花茶可入肺經，斂肺氣，緩解咽部不適、咳嗽等症狀；也可健脾理氣，緩解情緒急躁或低落，食慾差或食後難消化等症狀。

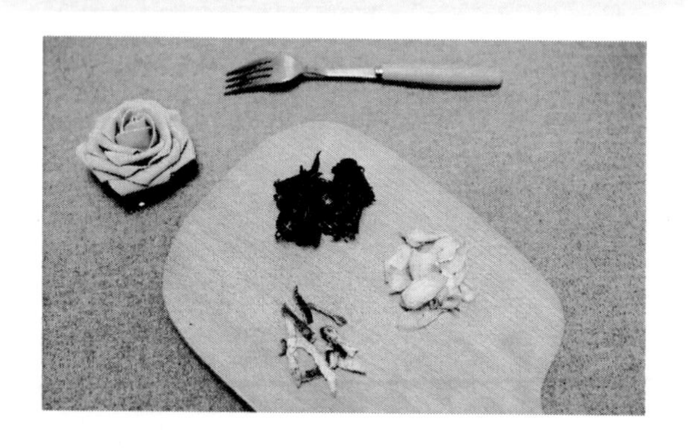

西洋參陳皮玫瑰花茶

西洋參味甘、微苦，性涼，入心、肺、腎三經，可益肺陰，清虛火，生津止渴。陳皮味辛、味苦，性溫，歸脾經、肺經，可理氣開胃，燥溼化痰。玫瑰花味微苦，性溫，入肝、脾二經，行氣解鬱，和血散瘀。西洋參陳皮玫瑰花茶可益肺健脾，行氣和血，緩解患者飲食不佳，情緒急躁，腹脹，女性月經量少等症狀。

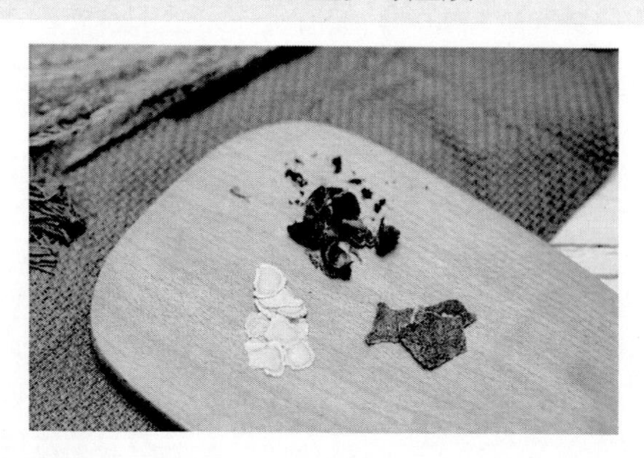

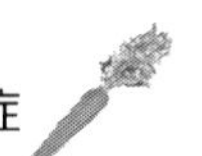

(二) 症候二：肝鬱脾虛證

頸部腫脹感，或咽部異物感，情緒不暢，或急躁易怒，或情緒低落，疲勞乏力，喜太息，腹脹便祕或腹瀉，失眠健忘，月經失調，下肢可見輕度水腫。舌質淡紅，舌體胖大、齒痕，苔白，脈弦細。

1 粥養方

柳松菇枸杞烏骨雞粥

(1) 食材用料

柳松菇、枸杞、烏骨雞、稻米。

(2) 製作步驟

① 烏骨雞切塊，備用。

② 柳松菇洗淨，枸杞洗淨。

③ 鍋中放入稻米、烏骨雞、柳松菇、枸杞，加適量水，大火煮開，轉文火，煮 30 分鐘。

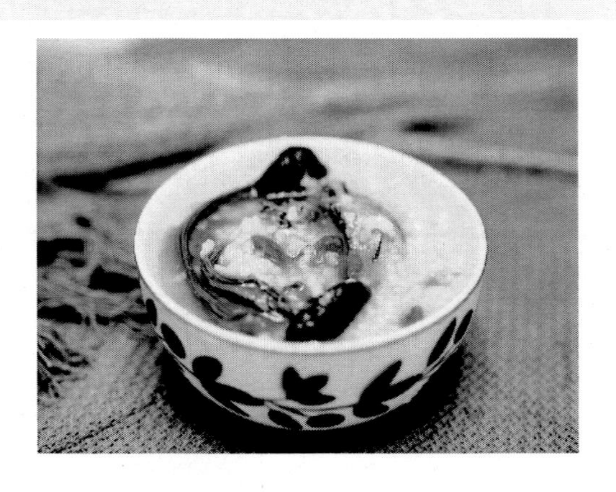

(3) 功效

柳松菇營養豐富，含有人體所需的 18 種胺基酸，尤其是含有人體所無法合成的 8 種胺基酸、葡聚糖、菌絲體蛋白、碳水化合物等營養成分。還有豐富的維生素 B 和多種礦物質元素，如鐵、鉀、鋅、硒等元素都高於其他菌類。柳松菇有補腎、利尿、健脾、止瀉的功效。枸杞味甘，性平，可滋腎潤肺，補肝明目。烏骨雞性平、味甘，具有滋陰清熱、補肝益腎、健脾止瀉等作用。柳松菇枸杞烏骨雞粥可健脾益肝腎，緩解乏力、腹脹、腹瀉、下肢水腫等症狀。

薏仁山藥粥

(1) 食材用料

薏仁、山藥、稻米。

(2) 製作步驟

① 山藥削皮，切小塊備用。

② 鍋中放入山藥、薏仁、稻米，放入適量水。

③ 大火煮開後轉文火煮 30 分鐘。

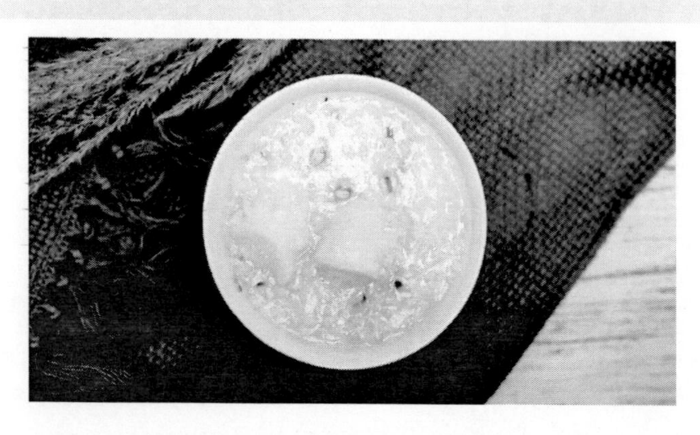

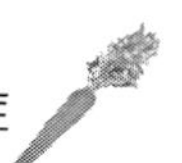

(3) 功效

薏仁味甘、淡，性涼，歸脾、胃、肺經，有利水滲溼、健脾止瀉、除痹、排膿、解毒散結的作用。山藥味甘，性溫，可健脾補肺，固腎益精。薏仁山藥粥可健脾補肺，緩解咽部不適、咳嗽、食慾不佳、腹脹、情緒不暢等症狀。

茯苓陳皮小米粥

(1) 食材用料

茯苓、陳皮、小米。

(2) 製作步驟

① 茯苓、陳皮洗淨。

② 鍋中放入小米、茯苓、陳皮，加入適量水。

③ 大火煮開後轉文火，煮 30 分鐘。

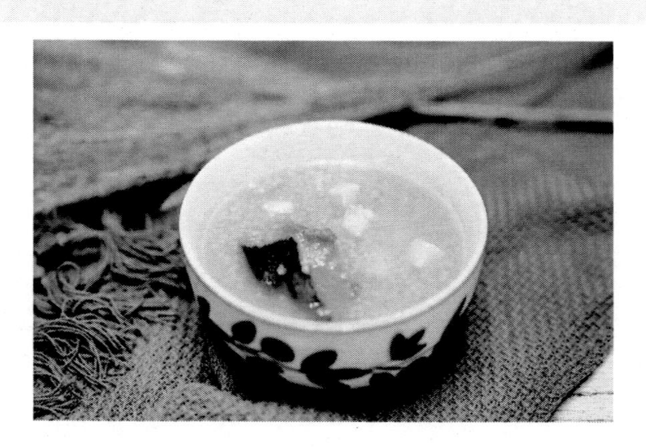

(3) 功效

茯苓味甘、淡，性平，歸心、肺、脾、腎經，可利水滲溼，健脾寧心。陳皮味辛、味苦，性溫，歸脾、肺經，可理氣開胃，燥溼化痰。小米性味甘鹹，微寒，具有和中健脾除熱、益腎氣補虛損、利尿消腫的作用。

2　湯燉品

猴頭菇豬肚湯

(1) 食材用料

猴頭菇、豬肚。

(2) 製作步驟

① 猴頭菇洗淨。

② 豬肚清洗乾淨，切塊。

③ 鍋中放入豬肚、猴頭菇，加入適量水。

④ 大火煮開後轉文火，煮 1.5 小時，加入鹽、胡椒粉調味。

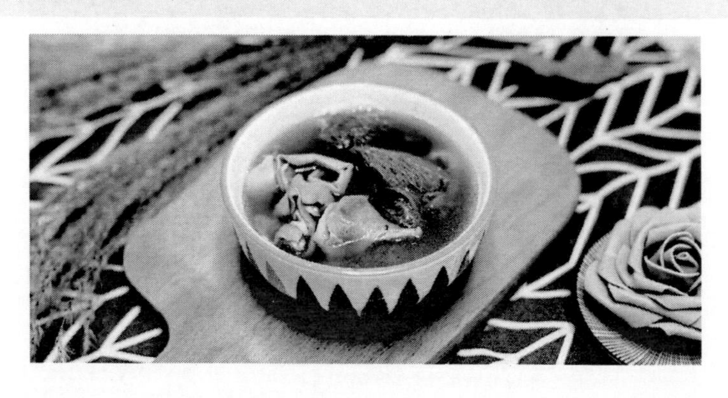

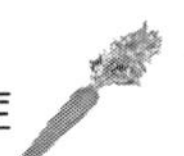

(3) 功效

猴頭菇味甘，性平，入脾、胃經，可健脾消食。豬肚味甘，性溫，歸脾、胃經，可健脾胃。猴頭菇豬肚湯可健脾胃，緩解食慾不佳、消化不良、腹脹。

山藥排骨湯

(1) 食材用料

山藥、排骨。

(2) 製作步驟

① 山藥削皮切斷。

② 排骨切塊燙過後備用。

③ 鍋中放入排骨、山藥，加入適量水，大火煮開後轉文火，煮1.5小時。

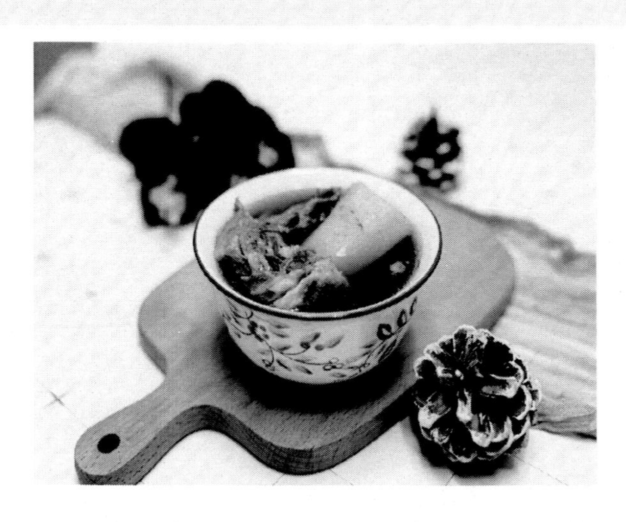

(3) 功效

山藥味甘，性溫，可健脾補肺，固腎益精。排骨味澀，性平，歸肺、腎、大腸經。山藥排骨湯可健脾補肺，緩解咽部不適、咳嗽、乏力、食慾不佳等症狀。

黃耆黨參乳鴿湯

(1) 食材用料

黃耆、黨參、乳鴿。

(2) 製作步驟

① 黃耆、黨參洗淨備用。

② 乳鴿洗淨。

③ 鍋中放入黃耆、黨參、乳鴿，加入適量水。

④ 大火煮開後轉文火，煮 1 小時。

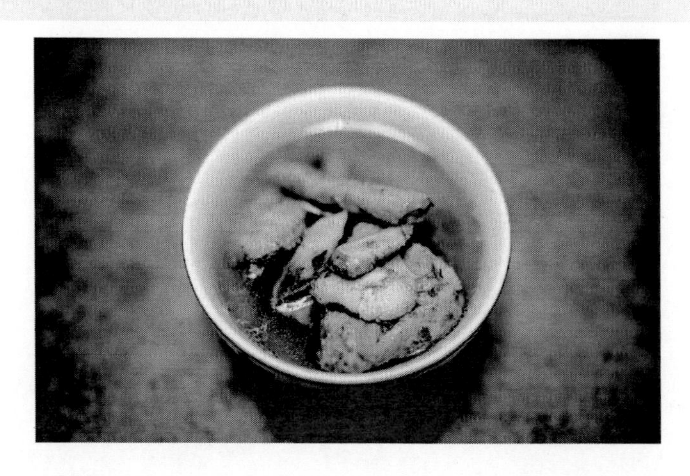

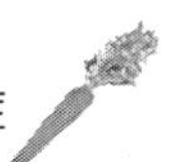

(3) 功效

黃耆味甘，性微溫，歸脾、肺經，可補氣固表，利尿。黨參味甘，性平，歸脾、肺經，可補中、益氣、生津。乳鴿肉味鹹，性平，歸肺、肝、腎經，可滋腎益氣、祛風解毒、調經止痛。黃耆黨參乳鴿湯可健脾益肺，緩解脾胃虛弱而導致的乏力、食慾減退、腹脹，還可以調經止痛，緩解女性月經量減少、痛經。

3　藥茶

山藥陳皮龍眼肉茶

山藥味甘，性溫，可健脾補肺，固腎益精。陳皮味辛、味苦，性溫，歸脾、肺經，可理氣開胃，燥溼化痰。龍眼肉味甘，性溫，歸心、脾經，可補益心脾，養血安神。山藥陳皮龍眼肉茶可健脾補肺、化痰安神，緩解食慾不佳、腹脹、咳嗽咳痰、失眠多夢等症狀。

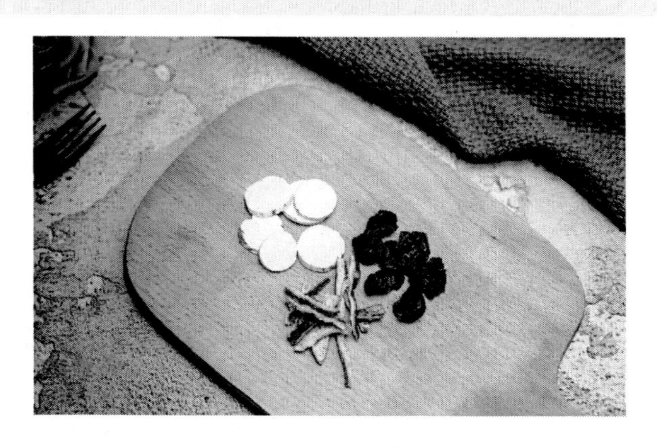

靈芝山藥黃耆水

靈芝味甘，性平，歸心、肺、肝、腎經，可補氣安神，止咳平喘。山藥味甘，性溫，可健脾補肺、固腎益精。黃耆味甘，性微溫，歸脾、肺經，可補氣固表，利尿。靈芝山藥黃耆水可健脾補肺、補氣利尿，緩解乏力、食慾不振、下肢水腫等症狀。

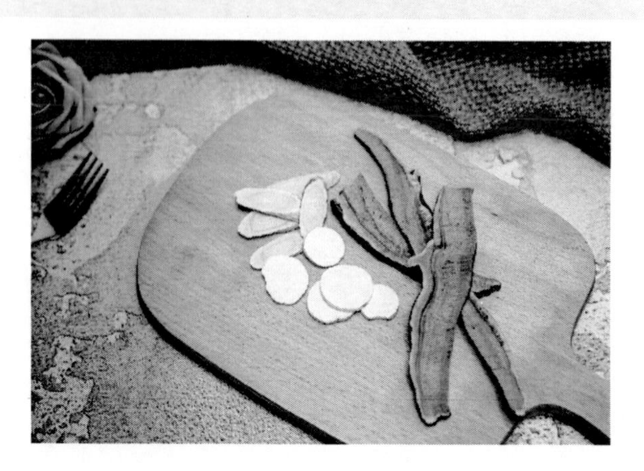

(三) 症候三：痰溼阻滯證

頸部腫脹感，或咽部異物感，或有痰涎，疲勞乏力，腹脹、便祕或腹瀉。舌質淡紅，舌體胖大、齒痕，苔白膩，脈弦滑。

1　粥養方

荷葉百合粥

(1) 食材用料

荷葉、百合、稻米。

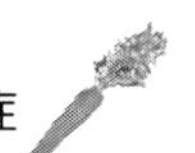

(2) 製作步驟

① 荷葉洗淨，撕成小塊。

② 鍋中放入荷葉，加入適量水，大火煮開，熬煮 5 分鐘。

③ 將荷葉撈出，鍋中荷葉水濾除殘渣。

④ 將稻米、百合放入鍋中，文火熬煮，直至稻米軟爛，加入適量冰糖或蜂蜜調味。

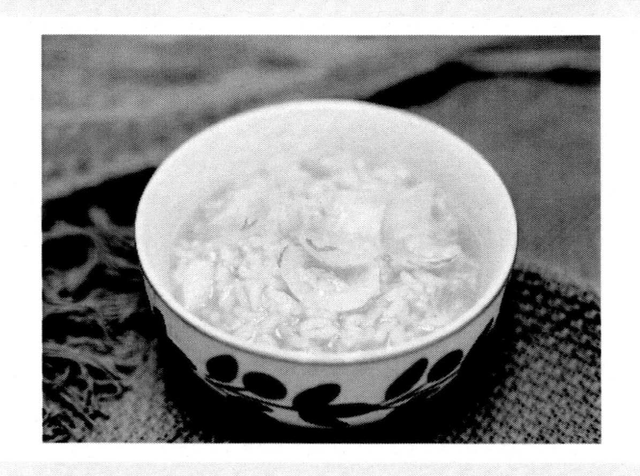

(3) 功效

荷葉味苦，性平，歸肝、脾、胃經，可清暑化溼。百合味甘，性寒，歸心、肺經，可養陰潤肺，清心安神。荷葉百合粥可化溼養陰潤肺，緩解心煩多汗、咳嗽咳痰、咽部異物感、舌體胖大等症狀。

玉米粥

(1) 食材用料

玉米粉、玉米粒。

(2) 製作步驟

① 鍋中加入適量水，放入玉米粉、玉米粒。

② 大火煮開後轉文火，不停攪拌，熬煮 20 分鐘。

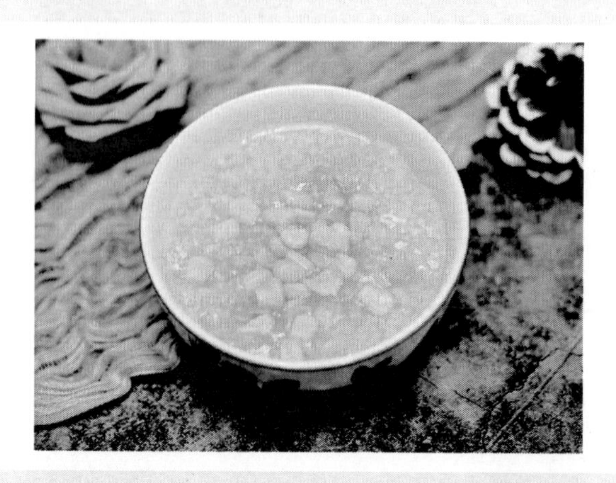

(3) 功效

玉米可調中開胃益肺，《本草推陳》記載：「為健胃劑。煎服亦有利尿之功」。玉米粥可開胃，可利尿緩解腹脹、食慾不佳、下肢沉重、輕度水腫等症狀。

木瓜排骨粥

(1) 食材用料

木瓜、排骨、稻米。

(2) 製作步驟

① 青木瓜半個，洗淨去籽，切成小塊備用。

② 排骨洗淨燙過後備用。

③ 鍋中放入排骨，加適量水，大火煮開後轉文火，煮 1 小時。

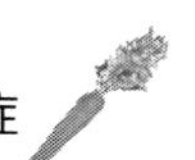

④ 放入木瓜、稻米，文火熬煮 30 分鐘，加適量鹽調味。

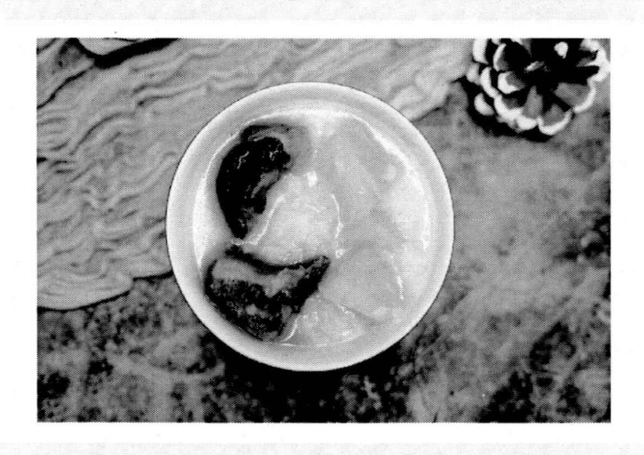

(3) 功效

木瓜歸肝、脾經，可和胃化溼、舒筋活絡。木瓜排骨粥可緩解胃脘不適、脹滿、食慾不佳、肢體痠痛等症狀。排骨可補中益氣，木瓜排骨粥可緩解乏力疲倦。

2　湯燉品

雞骨草排骨湯

(1) 食材用料

雞骨草、排骨。

(2) 製作步驟

① 雞骨草洗淨備用。

② 排骨切塊，洗淨。

③ 鍋中放入排骨、雞骨草，大火煮開後轉文火，煲 1.5 小時。

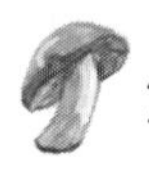

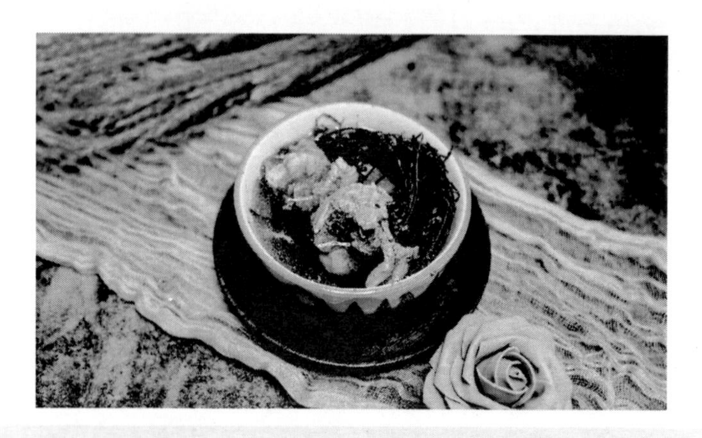

(3) 功效

雞骨草性涼，味甘、微苦，歸胃經、肝經，可利溼退黃、清熱解毒、疏肝止痛。雞骨草粗皂苷部分對四氯化碳引起的肝損害有抑制作用，另外還有抗炎及免疫作用。雞骨草排骨湯一則可疏肝，緩解情緒急躁、心煩易怒等症狀；二則可補中利溼，緩解疲勞乏力，下肢輕度水腫，咽部異物感等症狀。

五指毛桃豬骨湯

(1) 食材用料

五指毛桃、豬骨。

(2) 製作步驟

① 五指毛桃洗淨，備用。

② 豬骨洗淨，備用。

③ 鍋中放入豬骨、五指毛桃，加適量水，大火煮開後轉文火煮 1 小時。

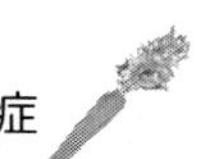

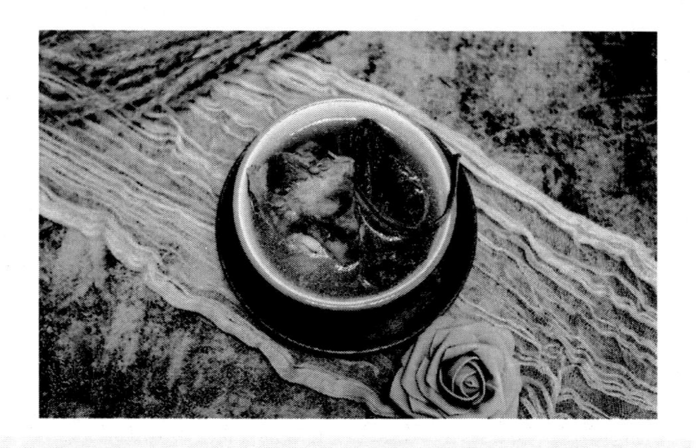

(3) 功效

五指毛桃味甘，性平，入脾、肺、肝經，可健脾補肺，行氣利溼，舒筋活絡。五指毛桃豬骨湯一則可健脾利溼，緩解舌體胖大，下肢輕度水腫，食慾差等症狀；二則可補肺，緩解咳嗽咳痰、咽部異物感等症狀。

茯苓薏米白豆豬骨湯

(1) 食材用料

茯苓、薏仁、白豆、豬骨。

(2) 製作步驟

① 豬骨洗淨備用。

② 鍋中放入豬骨、茯苓、薏仁、白豆，加適量水。

③ 大火煮開轉文火熬煮 1 小時。

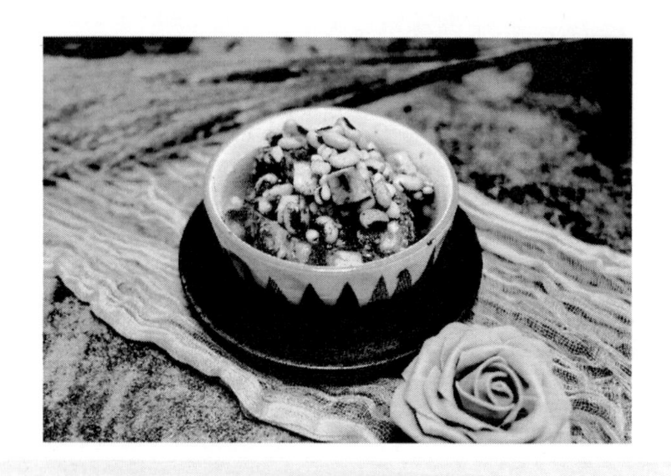

(3) 功效

茯苓味甘、淡，性平，歸心、肺、脾、腎經，可利水滲溼、健脾、寧心。薏仁味甘、淡，性涼，歸脾、胃、肺經，可利水滲溼、健脾止瀉。白豆味甘，性溫，可健脾理中。茯苓薏米白豆豬骨湯可健脾滲溼、緩解疲倦、下肢沉重、輕度水腫、腹脹食慾差、舌體胖大等症狀。

3　藥茶

玉米鬚澤瀉烏梅茶

玉米鬚性平，味甘，歸腎經、胃經、肝經、膽經，可利尿、消腫。澤瀉味甘、淡，性寒，歸腎、膀胱經，可利水滲溼。玉米鬚澤瀉烏梅茶可利水滲溼，緩解下肢水腫、腹脹、舌體胖大等症狀。

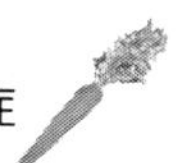

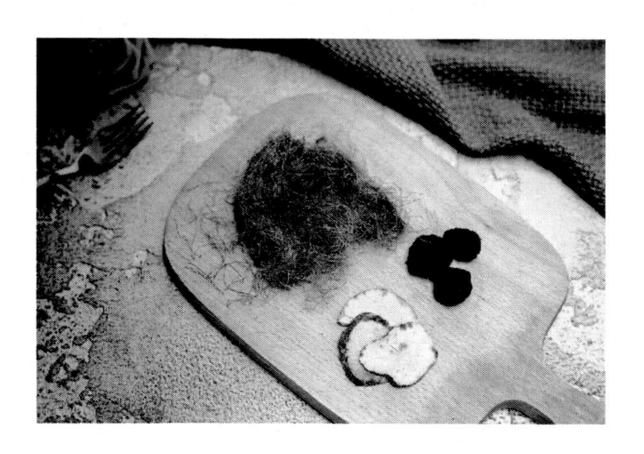

薏仁芡實雞骨草茶

薏仁味甘、淡，性涼，歸脾、胃、肺經，可利水滲溼，健脾止瀉。芡實味甘、澀，性平，歸脾、腎經可健脾除溼。烏梅性平，味酸、澀。歸肝經、脾經、肺經、大腸經，可斂肺生津，補脾除溼。雞骨草性涼，味甘、微苦，歸胃經、肝經，可利溼退黃、清熱解毒、疏肝止痛。薏仁芡實雞骨草茶可健脾滲溼、疏肝，緩解食慾差、腹脹、下肢沉重、舌體胖大、情緒不暢等症狀。

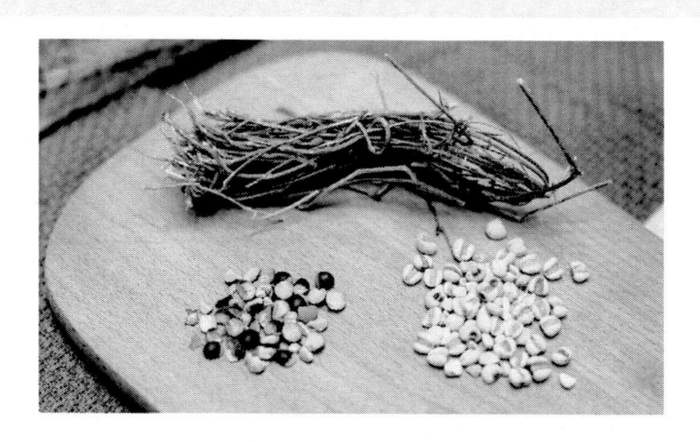

第三節　自體免疫甲狀腺炎

一、營養元素

(一) 碘元素

甲狀腺是最常受自體免疫疾病影響的器官，自體免疫性甲狀腺疾病（AITD）的發展與碘元素之間存在許多關聯，當體內存在過量碘時，人體會頻繁地發生自體免疫甲狀腺炎，並且在這種情況下似乎更頻繁地產生甲狀腺抗體。在動物模型實驗中，碘攝取量的增加也被證明會增加 AITD 的發生頻率和程度。在臨床實踐中，我們也經常發現部分患者近期頻繁或大量食用海鮮後，檢測甲狀腺功能時發現甲狀腺抗體升高或波動明顯。所以，患有自體免疫甲狀腺炎的患者，不建議食用高碘類的食物，包括海帶、紫菜等海產品以及富含碘元素的調味料，以免加重病情發展。

(二) 硒元素

流行病學研究發現在缺硒地區總體甲狀腺疾病盛行率顯著高於富硒地區，而低硒水平與橋本氏甲狀腺炎患病風險增加顯著相關。2002 年以來，大約有 20 項試驗調查了補充硒對橋本氏甲狀腺炎的影響，大部分分析結果發現，補充硒的 HT 人群 TPO 抗體濃度下降。然而，隨後對試驗的系統回顧和綜合分析得出結論，卻沒有得到硒製劑對臨床療效具有重要性的證據，如硒補充劑對疾病緩解、減少左旋甲狀腺素劑量或改善生活品質的影響。同時，我們在臨床中也發現，患者補充硒製劑的緩解程度不一，是否需要補硒，需要根據病情的實際情況採取個性化治療方案，確定哪些橋本氏甲狀腺炎患者對硒補充反應最好。目前研究得出，硒狀態與疾病風險之間呈現一種 U 形關係，顯示了膳食硒攝取不足、充足和過量對硒狀態的影響。當人體內硒含量偏低時，患病風險會很高，建議增加膳食硒的攝取量；而當硒濃度處於最佳狀態、符合膳食攝取建議時，患病風險將較低，建議不補充；硒狀態高時患病風險高，因此也建議不補充。

硒元素在穀物、海鮮、動物內臟中含量較高，主要透過穀物、海藻類和富硒的動物飼料進入人類食物鏈。含硒較高的食物包括蛋類（鵝蛋、鴨蛋）、豬肉、大蒜、毛豆、黑芝麻等。

(三) 鐵元素

缺鐵可致使 TPO 活性降低，T4 轉化為 T3 的轉化率降低，導致其相應的生理功能發生障礙，故鐵缺乏症主要透過降低血紅素依賴性甲狀腺過氧化物酶的活性來影響甲狀腺激素的合成。研究發現輕度缺鐵和缺鐵性貧血的孕婦較正常組促甲狀腺激素更高，血清游離甲狀腺素更低；缺鐵性貧血孕婦的甲狀腺過氧化物酶抗體高於輕度缺鐵組和正常組，同時甲狀腺功能減退或亞臨床甲狀腺功能減退率明顯高於其他。另一研究發現，無論女性是否處於孕期，鐵缺乏的女性中 TPOAb 陽性率均顯著高於沒有鐵缺乏的女性。所以，對於缺鐵性貧血伴有自體免疫甲狀腺炎的患者建議平時多食富含鐵元素的食物，動物類食物包括動物肝臟、瘦肉、動物全血等；蔬菜類包括韭菜、菠菜、芹菜、木耳、香菇、豆腐（干）；水果類可多食用櫻桃、奇異果、大棗、杏等；平素也可喝豆漿、米漿、奶粉等；同時注意補充維生素 C 促進鐵元素的吸收。

(四) 維生素 D

目前的臨床性及觀察性研究顯示維生素 D 有多種作用，並且提示維生素 D 在 AITD 治療方面可能發揮著積極作用。然而，因目前還沒明確其因果關係，故在維生素 D 對 AITD 的防治作用方面依然未達成共識。因此，在未來仍需要進行隨機對照試驗研究，以確定低維生素 D 是否增加 AITD 發病風險，並對維生素 D 作為 AITD 的治療措施的有效性及安全性進行深入細緻地研究。

二、日常飲食注意事項

飲食對自體免疫甲狀腺炎患者的治療和恢復至關重要，適宜的飲食調控可有效地延緩病情，減輕臨床症狀。那應該少吃什麼？什麼食物對疾病恢復有益處呢？

首先，我們看一下「應該少吃什麼？」

(一) 忌吃富含碘的食物

自體免疫甲狀腺炎的患者要保證飲食中的碘在正常範圍內，要避免攝取過多的碘，因此，日常生活中應盡量少吃富含碘的食物，比如海帶、紫菜、海蜇、海魚、海蝦等海產品；含碘類的調味料也盡量避免使用，比如蠔油、雞精、海鮮醬油等。

(二) 少食可引起甲狀腺腫大的食物

若伴有明顯的甲狀腺腫大，日常生活中應減少攝取引起甲狀腺腫大的食物。十字花科食物在大量長期攝取之後有可能會導致甲狀腺腫大，比如紫高麗菜、白菜、花生、核桃、捲心菜、蘿蔔、馬鈴薯等。橋本氏

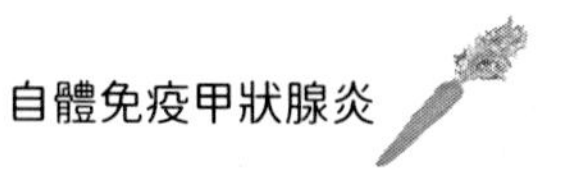

甲狀腺炎的患者日常生活中適量食用是沒有問題的，需要避免短期內大量攝取，尤其是長期吸菸者。

(三) 限制膽固醇高的油膩食物

自體免疫甲狀腺炎的患者日常飲食應清淡，要避免食用膽固醇含量高的油膩食物，比如肥肉、奶油、動物內臟、各種蛋黃等；花生、核桃等油脂高的食物攝取量也應有所限制。

(四) 避免辛辣刺激生冷食物

自體免疫甲狀腺炎的患者建議低鹽、低糖、低脂肪飲食，避免辛辣、刺激、生冷食物攝取量過多。平時使用的調味料如薑片、花椒、大蒜等避免生食，菸酒、濃茶、濃咖啡、油炸食品、冷飲等也需要嚴格控制。

其次，我們來說一說「應該多吃什麼？」自體免疫甲狀腺炎的患者在飲食上一定要清淡均衡飲食。食物選擇上應品種多樣且容易消化，飲食習慣上應做到少食多餐到定時定量。平時應多攝取一些富含粗纖維、維生素的新鮮水果蔬菜，還應適當攝取鈣、磷、鉀等微量元素，同時還可適量進食一些高蛋白質的食物，包括黃豆、雞蛋、瘦肉等。平時生活中還要注意及時補充充足的水分以促進人體新陳代謝，適度加強鍛鍊維持身體內環境穩定以增加免疫力。硒缺乏的患者，可適度注意補充硒元素，多吃蛋類、瘦肉、玉米、黑芝麻等富硒食物。

三、中醫症候及飲食

(一) 症候一：肝鬱氣滯證

頸部多明顯腫大，有頸部腫脹感，或咽部異物感，情緒不暢，或急躁易怒，或情緒低落，伴胸悶不舒，喜太息，腹脹便祕。舌質淡紅，苔薄白，脈弦。

1　粥養方

椰香紫薯粥

(1) 食材用料

紫薯、椰奶、椰肉、紫薯、稻米。

(2) 製作步驟

① 紫薯削皮，切小塊。

② 鍋中放入紫薯、椰肉、稻米，加適量水。

③ 大火煮開後轉文火，直至紫薯、稻米軟爛。

④ 加入適量椰奶，文火加熱，煮開後關火。

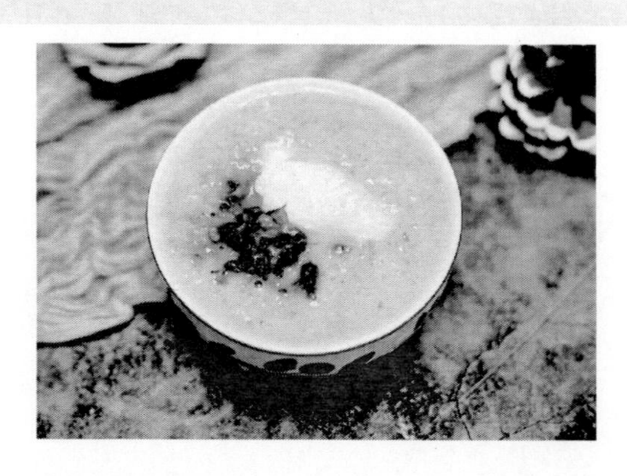

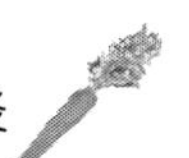

(3) 功效

椰子肉可生津止渴、補脾；紫薯富含硒元素和花青素，含蛋白質及多種維生素。椰香紫薯粥可潤滑腸道，促進排便，緩解腹脹便祕。其中的硒元素與自體免疫甲狀腺炎有關，據文獻報導：「自體免疫甲狀腺炎患者補充硒，可降低體內過氧化物酶抗體，減少自身抗體對甲狀腺組織的破壞。」椰香紫薯粥口感甜香，適合各年齡層的自體免疫甲狀腺炎。

芹菜香菇小米粥

(1) 食材用料

芹菜、香菇、小米。

(2) 製作步驟

① 香菇洗淨切粒，備用。

② 芹菜洗淨切小段，備用。

③ 鍋中放入小米，大火煮開後轉文火，煮 20 分鐘後放入香菇、芹菜，煮 15 分鐘。

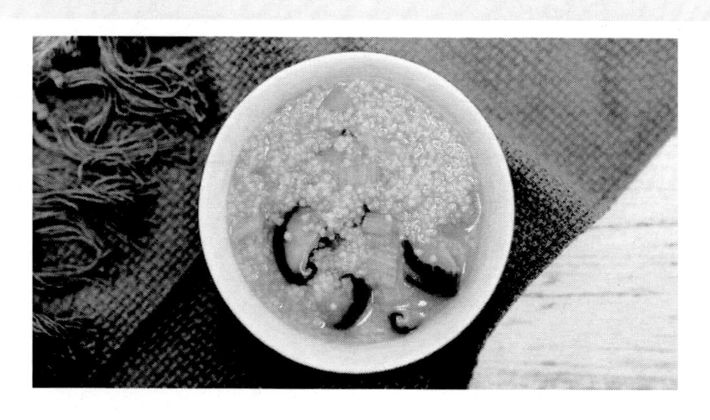

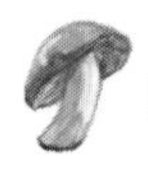

(3) 功效

芹菜味甘，性平，歸肺、胃經。香菇味甘，性平，歸肝、胃經，可健脾理氣。小米性味甘鹹，微寒，可健脾。芹菜香菇小米粥可健脾理氣，緩解情緒不暢、食慾差、腹脹滿等症狀。

板栗小米粥

(1) 食材用料

板栗、小米。

(2) 製作步驟

① 板栗去殼，洗淨備用。

② 鍋中放入小米、板栗，加適量水，大火煮開後轉文火，熬煮 30 分鐘。

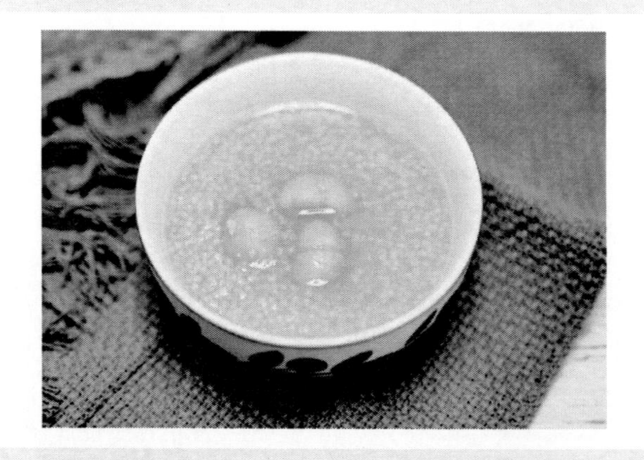

(3) 功效

板栗味甘，性溫，歸脾、腎經，可健脾補腎。小米性味甘鹹，微寒，可健脾。板栗小米粥可健脾，緩解食慾差、脘腹脹悶等症狀。

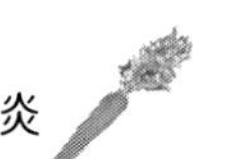

2　湯燉品

陳皮銀杏乳鴿湯

(1) 食材用料

陳皮、銀杏、乳鴿。

(2) 製作步驟

① 乳鴿洗淨，切大塊備用。

② 陳皮、銀杏洗淨備用。

③ 鍋中放入乳鴿、陳皮、銀杏，加入適量水，大火煮開後轉文火，煮1小時，加無碘鹽調味。

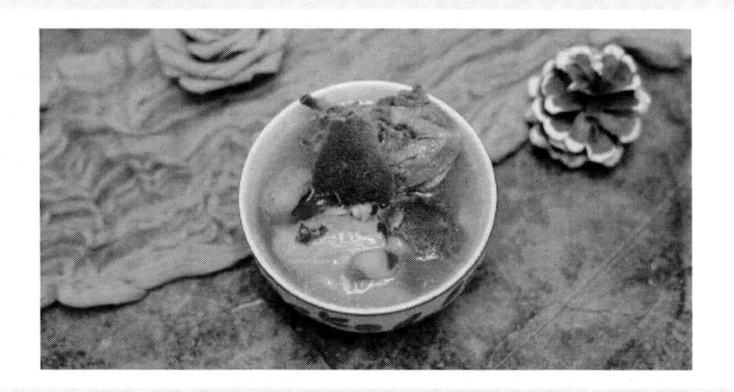

(3) 功效

陳皮味辛、味苦，性溫，歸脾經、肺經，可理氣開胃、燥溼化痰。銀杏味甘，入肺經，可斂肺氣，定喘嗽。乳鴿肉味鹹，性平，歸肺、肝、腎經，可滋腎益氣，祛風解毒，調經止痛。陳皮銀杏乳鴿湯可理氣斂肺，緩解情緒不暢、腹脹、食慾差、咳嗽等症狀。

白蘿蔔豆腐湯

(1) 食材用料

白蘿蔔、豆腐。

(2) 製作步驟

① 白蘿蔔洗淨，削皮，滾刀切小塊備用。

② 豆腐切小塊備用。

③ 鍋中放入白蘿蔔，加入適量水，大火煮開後轉文火。

④ 待白蘿蔔煮軟後，加入豆腐，煮 10 分鐘。

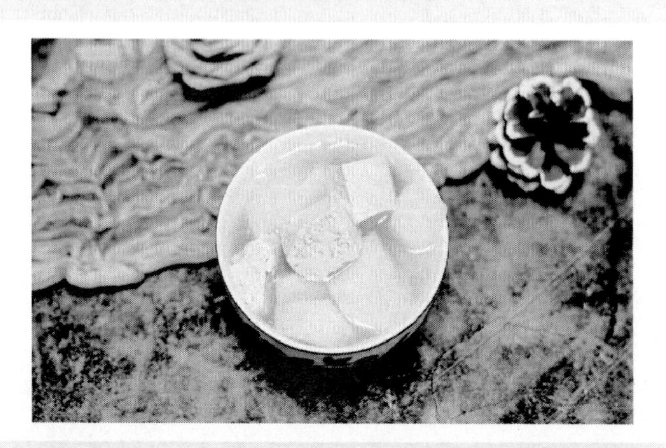

(3) 功效

白蘿蔔，為萊菔的根，古有諺語：「十月蘿蔔小人蔘。」白蘿蔔入肺、胃經，可消食化痰，下氣寬中。豆腐甘、涼，益氣和中，生津潤燥。白蘿蔔豆腐湯可健脾益氣，緩解腹脹、胸悶不舒，可生津潤喉，緩解咽部不適、咽痛等症狀。

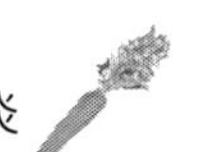

陳皮菜乾排骨湯

(1) 食材用料

陳皮、菜乾、排骨。

(2) 製作步驟

① 排骨洗淨切塊，燙過後備用。

② 鍋中放入適量水，燒沸後加入排骨、陳皮、菜乾。

③ 大火煮 15 分鐘後轉文火 1 小時。

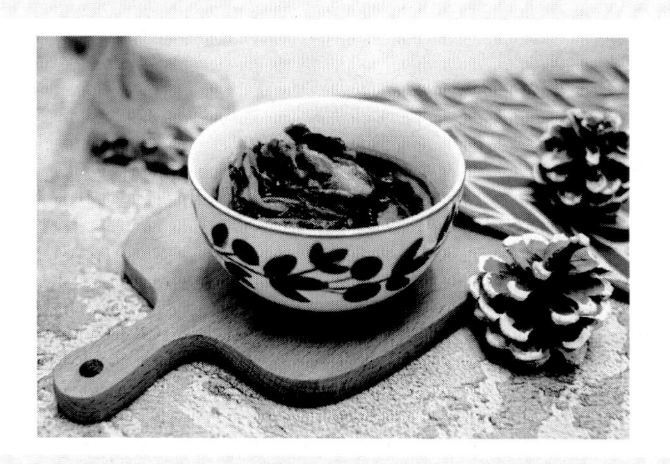

(3) 功效

菜乾是廣式湯中重要的食材之一，也是一種百搭食材，是將大白菜葉一片一片的曬乾製作而成。菜乾微寒、味甘，性平，歸腸、胃經，可以清熱利咽。陳皮味辛、味苦，性溫，歸脾經、肺經，可理氣開胃，燥溼化痰。排骨味甘鹹，性平，歸脾、胃、腎經，可以滋養脾胃。陳皮菜乾排骨湯一則可健脾理氣，緩解情緒易急躁或低落，腹脹胸悶等症狀；二則可清咽，緩解咽部異物感、咽痛等症狀。

3　藥茶

陳皮山楂烏梅水

陳皮味辛、味苦，性溫，歸脾經、肺經，可理氣開胃，燥溼化痰。山楂味酸，性甘，微溫，歸脾、胃、肝經，消食健胃，行氣散瘀，化濁降脂。烏梅味酸、澀，性平，歸肝、脾、肺、大腸經，可生津止渴。陳皮山楂烏梅水一則可健脾理氣，緩解情緒急躁，胸悶不舒；二則可生津止渴，緩解咽乾口渴。

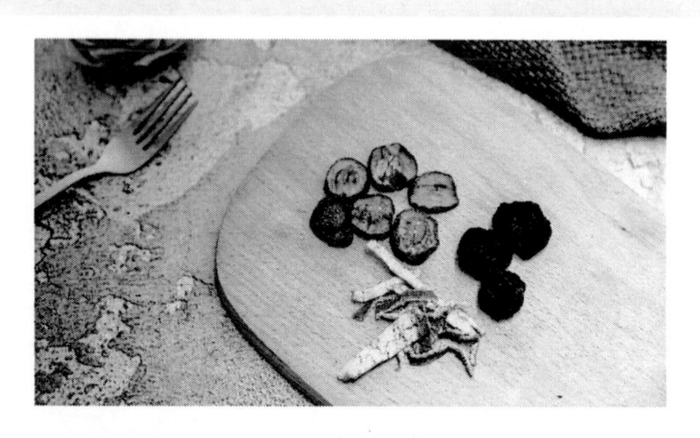

牛蒡子茶（牛蒡子、陳皮、石斛）

牛蒡子味辛、苦，性寒，歸肺、胃經，可疏散風熱，宣肺利咽，解毒透疹，消腫療瘡。陳皮味辛、苦，性溫，歸脾、肺經，可理氣開胃，燥溼化痰。石斛味甘，性微寒，歸胃、腎經，可益胃生津，滋陰清熱。牛蒡子茶一則可宣肺止渴，緩解咳嗽，咽乾，咽部異物感等症狀；二則可健脾理氣，緩解脘腹脹悶、食少、排便不暢等症狀。

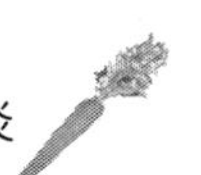

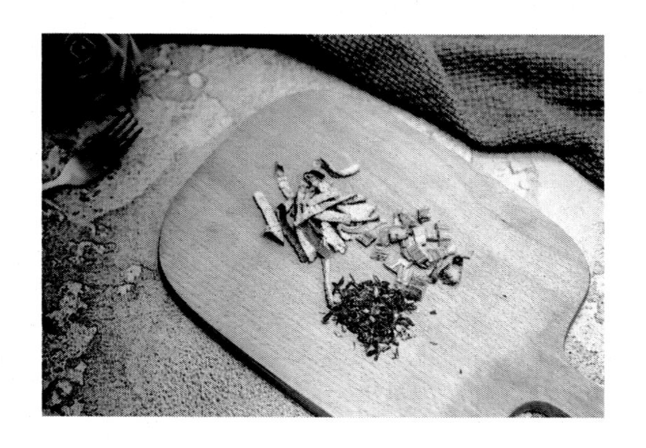

(二) 症候二：肝鬱脾虛證

頸部多明顯腫大，有頸部腫脹感，或咽部異物感，情緒不暢，或急躁易怒，或情緒低落，疲勞乏力，喜太息，腹脹便祕或腹瀉，下肢輕度水腫，失眠健忘，月經失調。舌質淡紅，舌體胖大、齒痕，苔白，脈弦細。

1　粥養方

八寶粥（臘八粥）

(1) 食材用料

粳米、薏仁米、白扁豆、蓮肉、山藥、紅棗、桂圓、百合。(可以根據自己飲食喜好，選用不同的用料)

(2) 製作步驟

① 綠豆、赤小豆提前一晚浸泡。

② 鍋中放入食材用料，加適量水。

③ 大火煮開後轉文火，煮 30 分鐘，可依個人口味放入紅糖或鹽等調味。

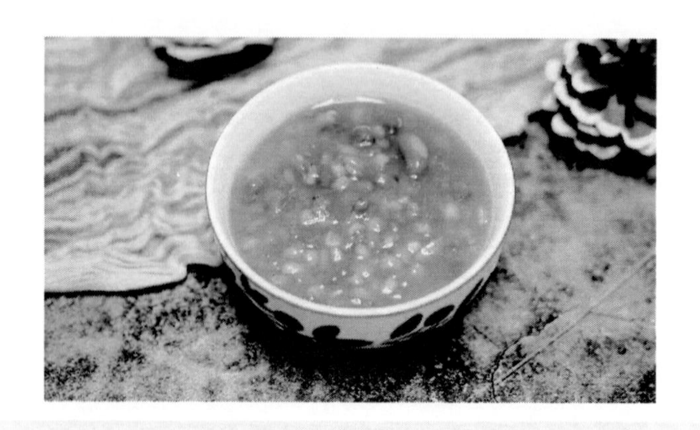

(3) 功效

八寶粥中粳米加上多種豆類、中藥材，可以健脾養胃，緩解食慾差、胃痛、胃脹等症狀。

椰香玉米粥

(1) 食材用料

玉米粒、椰汁。

(2) 製作步驟

① 鍋中煮開兩碗水，將玉米粒倒入鍋中再度煮沸。

② 轉文火煮 5 ～ 10 分鐘。

③ 椰肉切小塊。

④ 加入椰汁、椰肉，過程中不斷攪拌以免黏鍋，鍋中微沸騰時關火。

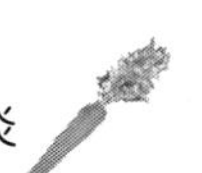

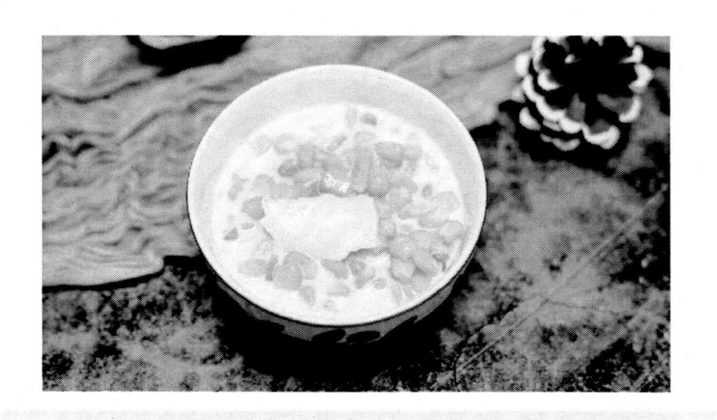

(3) 功效

玉米可開胃、通便、利尿。玉米中的維生素B6、煙酸等成分，具有刺激胃腸蠕動的特性，可防治便祕。椰汁及椰肉含大量蛋白質、果糖、葡萄糖、蔗糖、脂肪、維生素B1、維生素E、維生素C、鉀、鈣、鎂等。椰子味甘、性平，入胃、脾、大腸經，果肉具有補虛之效。椰香玉米粥可健脾滲溼，緩解食慾差、腹脹、下肢輕度水腫、眼瞼腫等症狀。

山藥玉米粥

(1) 食材用料

山藥、玉米。

(2) 製作步驟

① 山藥削皮洗淨，切小段。

② 鍋中放適量水，煮開後加山藥、玉米粒。

③ 大火煮開後轉文火，煮30分鐘，防止黏鍋。

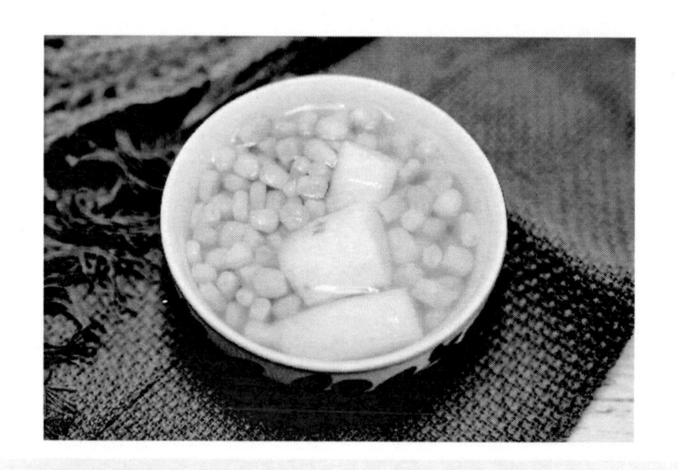

(3) 功效

山藥味甘，性溫，可健脾補肺，固腎益精。玉米可開胃、通便、利尿。玉米中的維生素 B6、菸酸等成分，具有刺激胃腸蠕動的特性，可防治便祕。山藥玉米粥可健脾補肺，利尿通便，緩解腹脹、咽部不適、排便不暢及下肢、眼瞼水腫等症狀。

2　湯燉品

花旗參雞湯

(1) 食材用料

花旗參、雞。

(2) 製作步驟

① 雞撕掉雞皮，切塊，燙過後備用。

② 雞和切片的花旗參放進湯鍋裡，加適量水。

③ 大火煮開後，轉慢火煲 1.5 小時，放無碘鹽調味即可。

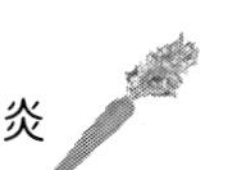

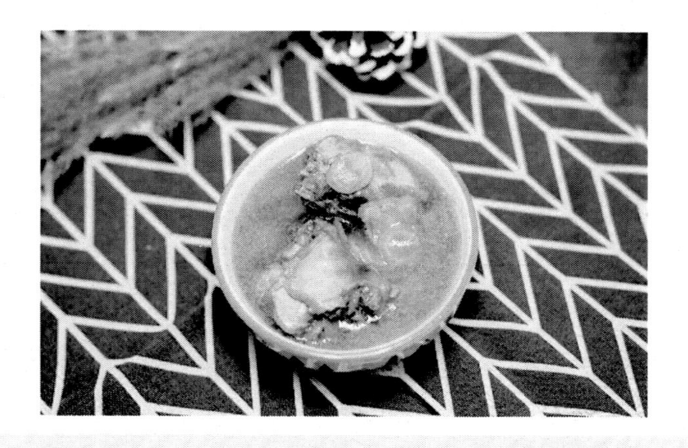

(3) 功效

花旗參又稱「西洋參」，西洋參味甘微苦，性涼，入心、肺、腎三經，可益肺陰，清虛火，生津止渴。花旗參雞湯可益肺生津，緩解咽乾、咳嗽、口渴等症狀。

淮杞桂圓燉水魚

(1) 食材用料

山藥、枸杞、桂圓、水魚、瘦肉。

(2) 製作步驟

① 水魚洗淨宰殺，切塊。

② 瘦肉洗淨切小塊。

③ 山藥、枸杞洗淨備用。

④ 鍋中放入山藥、枸杞、桂圓、水魚、瘦肉，加入適量水，燉煮 1 小時。

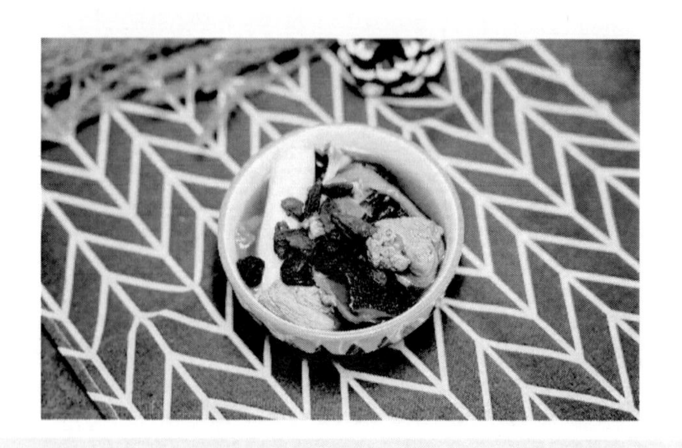

(3) 功效

山藥味甘，性溫，可健脾補肺，固腎益精。枸杞味甘，性平，可滋腎潤肺，補肝明目。桂圓味甘，性溫，歸心、脾經，可補益心脾，養血安神。水魚又稱為甲魚、鱉，水魚味甘，性平，入肝經，可治骨蒸勞熱、瘰癧。淮杞桂圓燉水魚一則可健脾潤肺，緩解腹脹、食慾不佳、大便溏、乾咳等症狀；二則可寧心安神，緩解失眠、燥熱、心煩等症狀。

靈芝瘦肉湯

(1) 食材用料

靈芝、豬瘦肉。

(2) 製作步驟

① 靈芝洗淨備用。

② 豬肉洗淨切小塊，備用。

③ 鍋中放入瘦肉、靈芝，加適量水。

④ 大火煮開後轉文火，煲 1 小時。

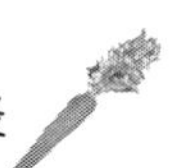

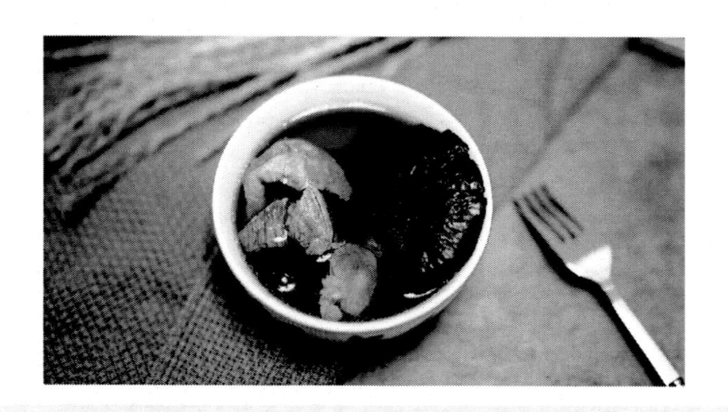

(3) 功效

靈芝味甘，性平，歸心、肺、肝、腎經，可補氣安神，止咳平喘。靈芝瘦肉湯可緩解咳嗽、咳痰，胸悶，疲乏，失眠等症狀。

3　藥茶

大麥山楂山藥茶

大麥味甘鹹，性涼，入脾、胃二經，可和胃利水。山楂酸、甘，微溫，歸脾、胃、肝經，消食健胃，行氣散瘀，化濁降脂。山藥味甘，性溫，可健脾補肺，固腎益精。大麥山楂山藥茶可健脾和胃行氣，緩解食慾差或食後腹脹難消化、情緒急躁等症狀。

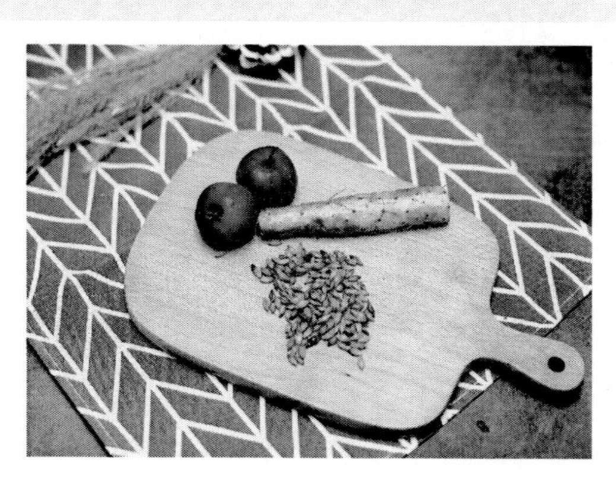

柚子蜂蜜黃耆茶

柚子味甘、酸，性寒，歸肺、胃經，可消食，化痰。蜂蜜主要成分是葡萄糖，果糖，可調節脾胃。黃耆味甘，性微溫，歸脾、肺經，可補氣固表。柚子蜂蜜黃耆茶可健脾理氣，和胃消食，緩解疲勞腹脹、情緒急躁、食慾差、易積食等症狀。

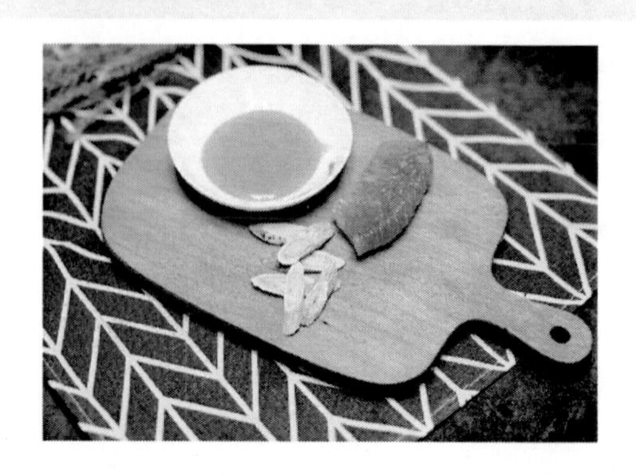

（三）症候三：肝鬱脾虛、痰瘀互結證

頸部多見明顯腫大，情緒不暢，或急躁易怒，或情緒低落，咽部異物感，或有痰涎，難以咳出，疲勞乏力，腹脹、便祕或腹瀉，失眠健忘，月經延遲、色暗、量少、血塊。舌質暗紅，或可見瘀斑、瘀點，脈澀。

1　粥養方

山藥豬肝粥

(1) 食材用料

山藥、豬肝、粳米。

(2) 製作步驟

① 豬肝洗淨切薄片。

② 山藥削皮洗淨，切小粒。

③ 鍋中放入粳米，山藥，加適量水，熬煮 30 分鐘，中間可攪拌防止黏鍋。

④ 鍋中放入豬肝片，煮滾後關火，燜 2 分鐘，加適量蔥花及無碘鹽。

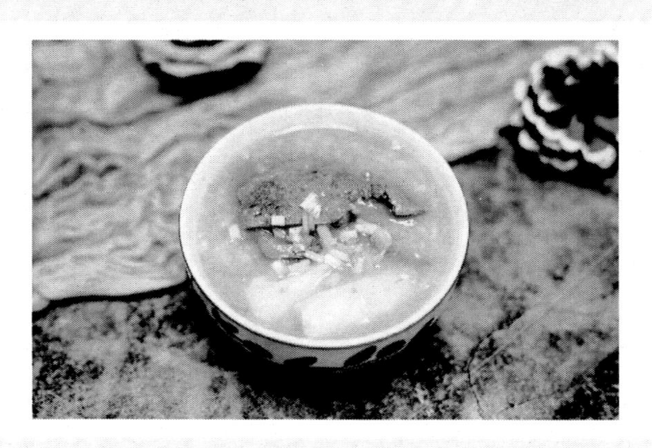

(3) 功效

山藥味甘，性溫，可健脾補肺，固腎益精。豬肝味甘、苦，性溫，歸脾、胃、肝經，養肝明目，補氣健脾。粳米味甘，性平，入脾、胃經，可補中益氣，健脾和胃，除煩渴。山藥豬肝粥可健脾補肺，緩解咽部異物感，咽乾，咳嗽咳痰，食慾差，腹脹，排便不暢等症狀。

紅糖黑米粥

(1) 食材用料

紅糖、黑米、粳米。

(2) 製作步驟

① 鍋中放入黑米、粳米，加適量水，大火煮開後轉文火，熬30分鐘。

② 加入紅糖，煮 10 分鐘。

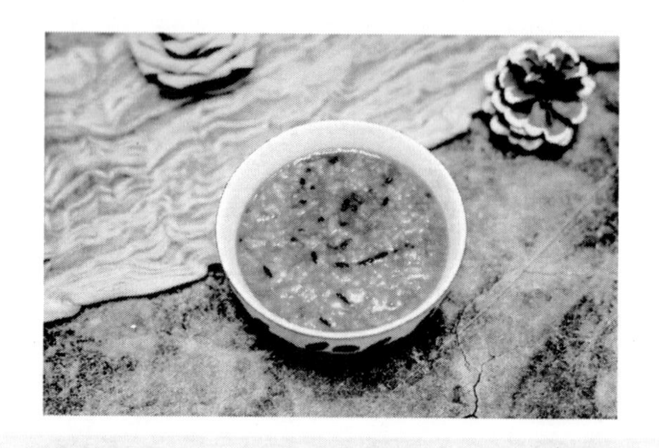

(3) 功效

黑米含蛋白質、碳水化合物、維生素B、維生素E、鈣、磷、鉀、鎂、鐵、鋅等營養元素。黑米所含錳、鋅、銅等無機鹽大都比稻米高1～3倍；更含有稻米所缺乏的維生素C、葉綠素、花青素、胡蘿蔔素及強心苷等特殊成分。黑米具有滋陰補腎，健脾暖肝，補益脾胃，益氣活血，養肝明目等療效。粳米味甘，性平，歸脾、胃經，可補中益氣，健脾和胃，除煩渴。紅糖黑米粥既可健脾補腎，緩解食慾差、乏力、女性月經量少色黑等症狀；又可疏肝活血，緩解情緒急躁、胸悶心慌、舌下絡脈青紫等症狀。

紅豆枸杞粥

(1) 食材用料

紅豆、枸杞、粳米。

(2) 製作步驟

① 紅豆提前一晚浸泡。

② 鍋中放入粳米、枸杞、提前浸泡的紅豆。

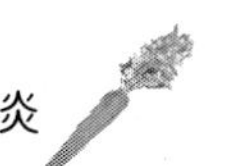

③ 大火煮開後轉文火，熬煮 40 分鐘。

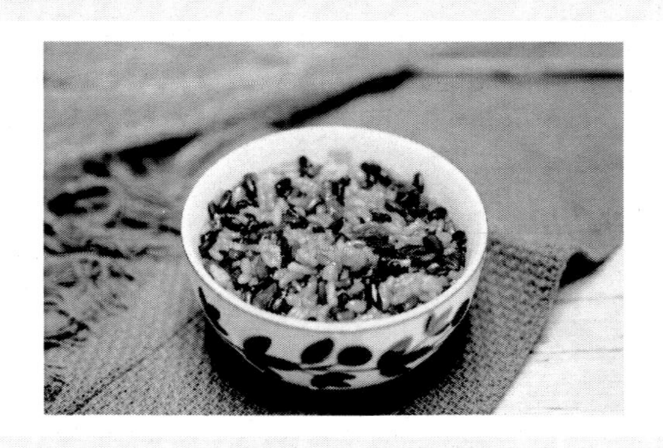

(3) 功效

紅豆味苦，性平，可理氣通經。枸杞味甘，性平，可滋腎潤肺，補肝明目。粳米味甘，性平，入脾、胃經，可補中益氣，健脾和胃，除煩渴。

2　湯燉品

紅棗黃耆排骨湯

(1) 食材用料

紅棗、黃耆、排骨。

(2) 製作步驟

① 排骨洗淨，剁成塊。

② 紅棗、黃耆洗淨備用。

③ 鍋中加入適量水，放入排骨、紅棗、黃耆，大火煮開後轉文火，熬煮 1.5 小時。

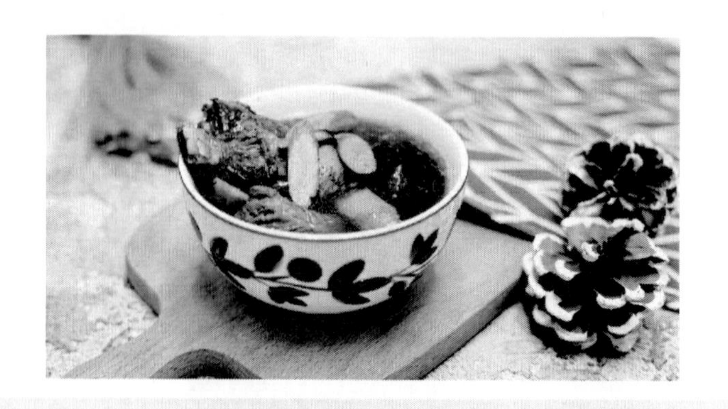

(3) 功效

紅棗味甘，性平，歸脾、胃經，可補脾和胃，益氣生津。黃耆味甘，性微溫，歸脾、肺經，可補氣固表。沙參味甘，歸肺、胃經，可養陰清熱，潤肺化痰，益胃生津。排骨含大量磷酸鈣、骨膠原、骨黏蛋白，味甘鹹，性平，歸脾、胃、腎經，可以滋養脾胃。紅棗黃耆排骨湯一則可健脾，緩解食慾差、腹脹等症狀；二則可潤肺化痰，緩解咳嗽咳痰、咽部異物感等症狀；三則可益氣，緩解疲乏、怕冷等症狀。

蟲草花雞湯

(1) 食材用料

蟲草花、雞。

(2) 製作步驟

① 雞洗淨切塊，燙過後備用。

② 蟲草花洗淨備用。

③ 鍋中放入適量水，加入燙過後後的雞塊及蟲草花，大火煮開後轉文火，煮 1.5 小時。

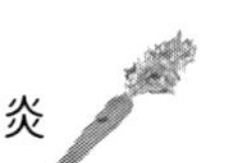

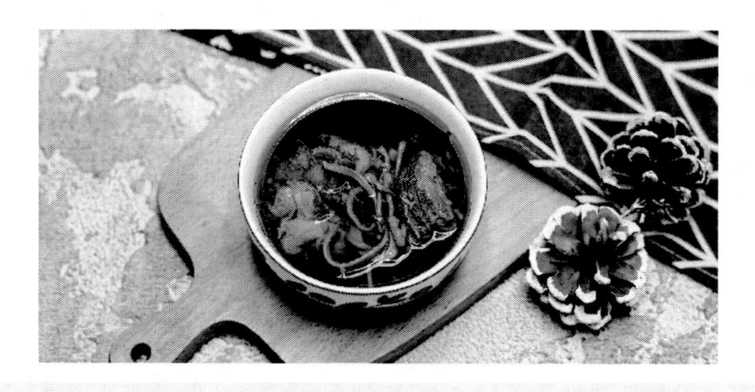

(3) 功效

蟲草花味甘，性平，歸脾、肺、腎三經，可補腎益肺。雞肉甘溫，歸脾胃經，可溫中，益氣。蟲草花雞湯可益氣補腎潤肺，緩解乏力、咳嗽、咽部不適、腰痠腿軟、失眠等症狀。

核桃杜仲豬腰湯

(1) 食材用料

核桃仁、杜仲、豬腰。

(2) 製作步驟

① 將豬腰中間切開，剝去白色筋膜，用清水沖洗乾淨。

② 杜仲、核桃仁洗淨備用。

③ 鍋中放入適量清水，加入豬腰、杜仲、核桃仁，大火煮開後轉文火，煲 1 小時。

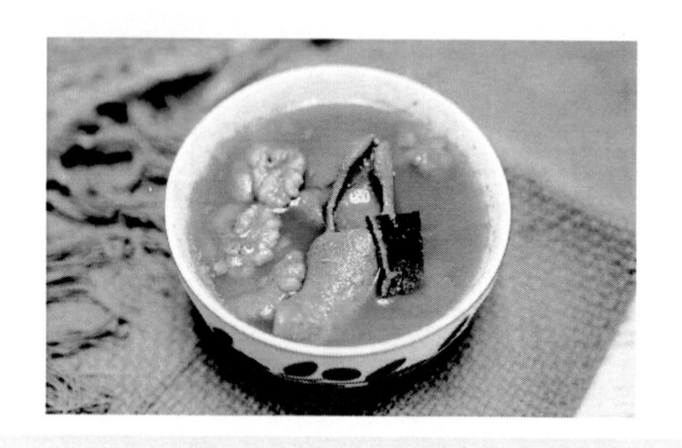

(3) 功效

核桃仁味甘，性溫，歸肺、腎、大腸經，可溫補肺腎，定喘潤腸。杜仲味甘，性溫，歸肝、腎經，可補肝腎、強筋骨。豬腰味鹹，性平，歸腎經，可補腎益陰，利水。核桃杜仲豬腰湯一則可溫補肺腎，緩解氣喘、咳嗽、咽部不適、腰痠、女性月經量少等症狀；二則可利水，緩解下肢水腫、大便溏稀等症狀。

3　藥茶

羅漢果烏梅茯苓茶

羅漢果味甘、性涼，歸肺、大腸經，可清熱潤肺、利咽開音。烏梅味酸、澀，性平，歸肝、脾、肺、大腸經，可生津。茯苓味甘、淡，性平，歸心、肺、脾、腎經，可利水滲溼、健脾寧心。羅漢果烏梅茯苓茶一則可潤肺利咽，緩解瘖啞、咽乾、咽部異物感等症狀；二則可健脾滲溼，緩解舌體胖大有齒痕、腹脹、大便溏稀等症狀。

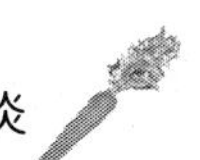

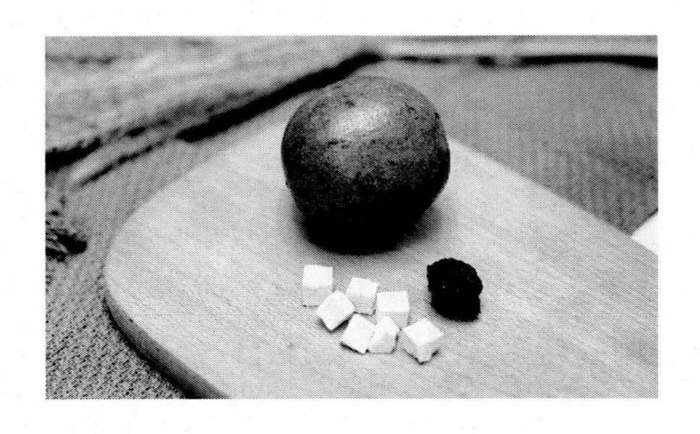

枸杞大棗玫瑰花茶

枸杞味甘，性平，可滋腎潤肺，補肝明目。紅棗味甘，性平，歸脾、胃經，可補脾和胃，益氣生津。玫瑰花味甘，性溫，歸肝、脾經，可行氣解鬱和血。枸杞大棗玫瑰花茶可一則可補脾腎，緩解乏力、食慾差、腰痠等症狀；二則可行氣和血，緩解情緒不暢，女性月經量少、色深有血塊等症狀；三則可潤肺益氣，緩解咽部不適、咳嗽、怕風等症狀。

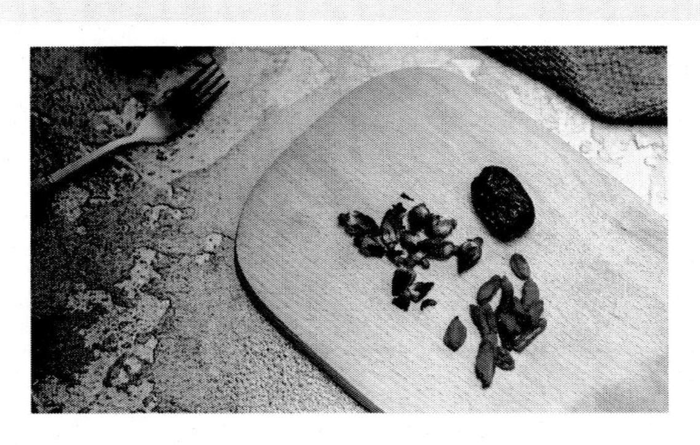

第四節　甲狀腺結節及腫瘤

一、營養元素

(一) 碘元素

臨床中經常有患者會問：「得了甲狀腺結節，我究竟是應該多吃碘還是少吃碘呢？」根據疾病發生發展規律和臨床經驗，我們認為是否補碘需要根據具體情況來分析，需要明確甲狀腺結節的病因和分類，根據甲狀腺結節的不同情況制定個人化且具針對性的飲食方案。第一種情況，限碘飲食，包括限制海帶、紫菜、海蝦、海魚等一系列海產品，蠔油、雞精等含碘調味料，平素宜食用無碘鹽，此類結節多伴有甲亢或橋本氏甲狀腺炎或屬於高功能腺瘤者。第二種情況，無須限碘飲食，此類結節無功能，不影響甲狀腺激素的分泌，對甲狀腺功能無異常影響，飲食上無須忌碘，是否需要補碘，建議到專業醫院檢查後再根據實際情況選擇攝取量。

(二) 鎂離子

鎂是甲狀腺激素合成的必要條件，新鮮綠色蔬菜中富含鎂，每天攝取新鮮蔬菜對維持甲狀腺功能有益處。但有報導提及甲狀腺結節患者不可食用甘藍和青花菜等十字花科蔬菜，攝取此類蔬菜會干擾甲狀腺激素的合成和碘的攝取，進而造成人體內甲狀腺激素生成障礙，導致甲狀腺腫大。針對上述觀點，我們要根據自身實際情況理性思考，若產生上述觀點的結果，需要滿足以下條件：第一，需要短時間內大量食用十字花科蔬菜，例如每天吃 1 公斤的青花菜或捲心菜等；第二，大量吸菸或者

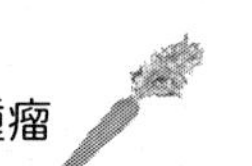

同時食用富含類黃酮的水果（蘋果、梨子、葡萄、橘子）。除了上述的情況，一般的甲狀腺結節、甲狀腺癌的患者都可以適當攝取十字花科蔬菜。尤其是平素經常進食海產品以及沿海地區的人群，適量補充十字花科蔬菜能有效降低高碘對於甲狀腺的刺激作用，其中富含的大量抗氧化劑更能保護全身細胞免受各種有毒物質的侵襲和破壞。

二、日常飲食注意事項

《黃帝內經》言：「五穀為養，五果為助，五畜為益，五菜為充。氣味和而服之，以補精益氣。」謹和五味、飲食有節對於甲狀腺結節患者來說至關重要。日常飲食注意事項，一般而言，禁忌的食物包括大蒜、辣椒等辛辣刺激性食物及濃茶、咖啡、菸酒、油炸食物等，含碘豐富的食物要注意根據具體病情合理適當食用，合併甲亢或甲狀腺炎等情況最好是減少食用量，比如海帶、紫菜、海蜇等。適宜的食物包括牛奶、蛋類、豆製品、精瘦肉、魚肉等富含蛋白質的食物，新鮮蔬菜、水果等富含維生素的食物，動物內臟、鵝蛋、桑葚等富含硒的食物，粗糧、豆類等含鋅豐富的食物。平素應該多吃一些有助於消腫的食物，比如油菜、芥菜、奇異果等，多吃點水果、蔬菜、粗糧有助於提高身體免疫力。

甲狀腺結節患者，在飲食上建議食用高蛋白質、高維生素同時又容易消化的食物，但攝取脂肪和鹽分一定要適當，千萬不可過高，臨床研究顯示，喜歡鹹食的人群，甲狀腺結節的盛行率顯著升高，飲食習慣與女性甲狀腺結節盛行率存在明顯關聯性，這一特點與男性患者相似，喜歡鹹食的人群甲狀腺結節的盛行率也明顯升高。所以建議平時低鹽、低脂清淡均衡飲食，對於甲狀腺結節及甲狀腺癌的疾病控制大有裨益。

三、中醫症候及飲食

(一) 症候一：肝鬱氣滯證

頸部腫脹感，或可觸及頸部腫物，或咽部明顯異物感，情緒不暢，或急躁易怒，或情緒低落，伴胸悶不舒，喜太息，腹脹便祕。舌質淡紅，苔薄白，脈弦。

1　粥養方

清香桂花粥

(1) 食材用料

桂花、粳米。

(2) 製作步驟

① 將桂花中雜質揀去，用冷水漂洗乾淨。

② 鍋中加入適量水、粳米，大火煮開後轉文火，熬煮粳米軟爛。

③ 加入桂花，煮沸後可加白糖調味。

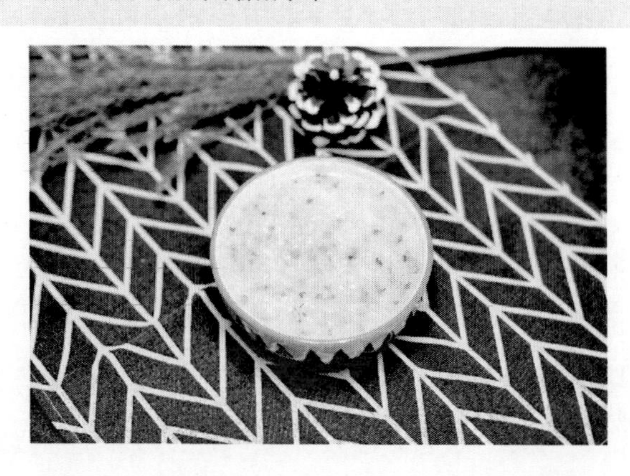

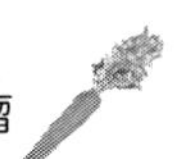

(3) 功效

桂花味辛，性溫。歸肺經、脾經、腎經，可溫肺化飲，散寒止痛。粳米味甘，性平，入脾、胃經，可補中益氣、健脾和胃，除煩渴。桂花粥清甜軟爛，可溫肺健脾，緩解咽部異物感、咳嗽咳痰、腹脹不舒等症狀。

陳皮昆布粥

(1) 食材用料

陳皮、昆布、粳米。

(2) 製作步驟

① 昆布提前半小時浸泡，漂洗乾淨切末，備用。

② 陳皮洗淨。

③ 鍋中放入適量水，加入粳米、陳皮，大火煮開後轉文火，煮 25 分鐘。

④ 鍋中加入昆布末，煮 15 分鐘。

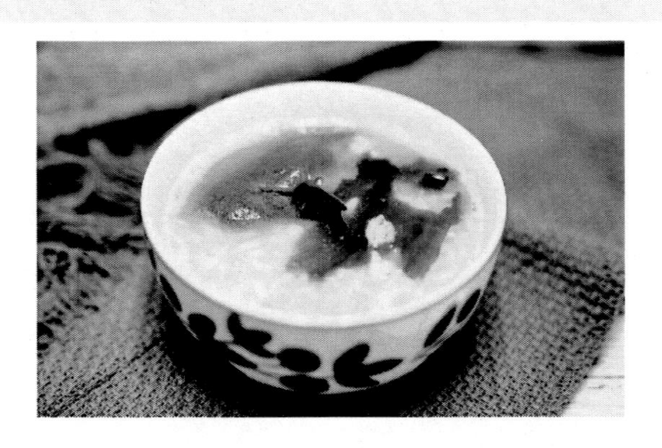

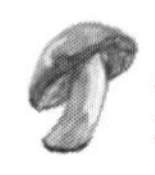

(3) 功效

陳皮味苦、辛，性溫，歸肺、脾經。可理氣健脾，燥溼化痰。昆布味鹹，性寒，歸肝、胃、腎經，可消痰軟堅散結，利水消腫。《名醫別錄》記載昆布「主十二種水腫，癭瘤，聚結氣，瘻瘡。」《本草綱目》謂：「昆布，海島人愛食之，為無好菜，只食此物，服久相習，病亦不起……」。從古至今，常用昆布治療甲狀腺腫物。陳皮昆布粥一則可理氣健脾，緩解情緒不暢、喜太息、腹脹等症狀；二則可軟堅散結，利於消散結節等症狀。

玫瑰花烏梅粥

(1) 食材用料

玫瑰花、烏梅、粳米。

(2) 製作步驟

① 玫瑰花、烏梅洗淨。

② 將玫瑰花、烏梅放入鍋中，加適量水，熬煮 15 分鐘，去渣留汁。

③ 鍋中加入粳米，大火煮開後轉文火，熬煮成粥，加入冰糖調味即可。

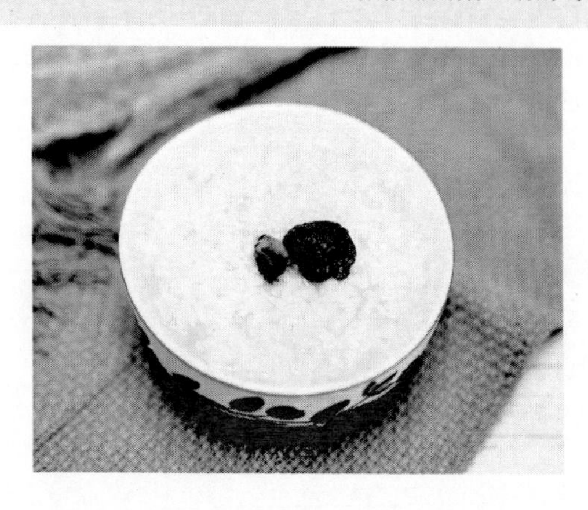

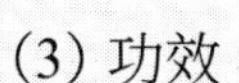

(3) 功效

玫瑰花味甘，性溫，入肝、脾二經，可行氣解鬱和血。烏梅性平，味酸、澀，歸肝、脾、肺、大腸經，可斂肺生津。玫瑰花烏梅粥可斂肺行氣，緩解情緒急躁或心情失落，改善咽部異物感、咽乾等症狀。

2　湯燉品

夏枯草生地瘦肉湯

(1) 食材用料

夏枯草、生地、豬瘦肉。

(2) 製作步驟

① 夏枯草、生地洗淨備用。

② 豬肉洗淨切塊，備用。

③ 鍋中放入夏枯草、生地、豬肉，加適量水，大火煮開後轉文火，煲1.5 小時。

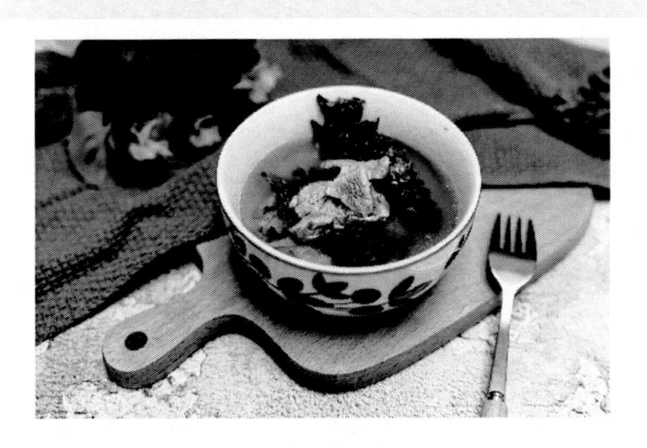

(3) 功效

夏枯草味辛、苦，性寒，歸肝、膽經，可清肝瀉火，明目，散結消腫。生地味甘，性寒，歸心、肝、腎經，可清熱涼血，養陰生津。夏枯草生地瘦肉湯可清肝養陰，消腫散結，緩解急躁易怒、口乾、頸前腫脹症狀。

海帶黃豆骨頭湯

(1) 食材用料

海帶、黃豆、豬骨。

(2) 製作步驟

① 海帶洗淨，切斷。

② 黃豆提前半小時浸泡。

③ 豬骨洗淨。

④ 鍋中放入海帶、黃豆、豬骨，加入適量水，大火煮開後轉文火，煲1.5 小時。

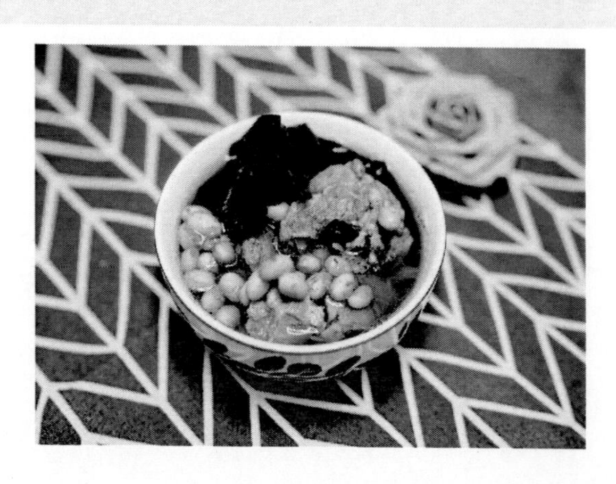

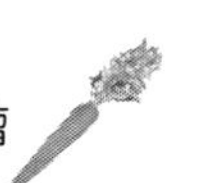

(3) 功效

海帶歸肝、胃、腎經，可利水消腫散結。黃豆的營養成分豐富，其蛋白質含量比穀類和薯類食物高 2.5 ～ 8 倍，除糖類較低外，還含有脂肪、鈣、磷、鐵和維生素 B1、維生素 B2 等人體必需的營養物質。海帶黃豆骨頭湯可利水散結，緩解頸前腫脹不適、大便稀、舌胖大等症狀。

陳皮綠豆鴿子湯

(1) 食材用料

陳皮、綠豆、鴿子。

(2) 製作步驟

① 綠豆洗淨後浸泡 1 小時。

② 陳皮洗淨。

③ 鴿子洗淨燙過後備用。

④ 鍋中放入鴿子、陳皮、綠豆，加入適量水，大火煮開後轉文火，煲 1 小時。

⑤ 再次開大火，將聚集的綠豆皮撈出，加適量鹽調味。

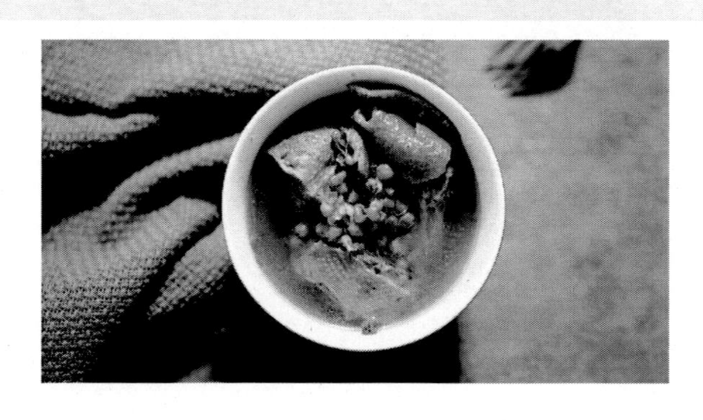

(3) 功效

陳皮味苦、辛，性溫，歸肺、脾經，可理氣健脾，燥溼化痰。綠豆味甘，性涼，入心、胃經，具有清熱解毒，除煩止渴的功效。鴿肉味鹹，性平，歸肺、肝、腎經，可滋腎益氣，祛風解毒，調經止痛。陳皮綠豆鴿子湯一則可理氣除煩，緩解情緒易激動、低落等症狀；二則可健脾化痰，緩解腹脹、咽部異物感、舌體胖大等症狀。另外，女性飲用此湯，可調經止痛。

3　藥茶

茉莉玫瑰菊花茶

茉莉花味辛、微甘，性溫，歸脾、胃、肝經，可理氣和中。玫瑰花味甘，性溫，歸肝、脾二經，可行氣解鬱和血。菊花味苦、甘，歸肺、肝經，可散風清熱，平肝明目，清熱解毒。茉莉玫瑰菊花茶可行氣解鬱明目，緩解情緒急躁、腹脹、胸悶、眼睛乾澀等症狀。

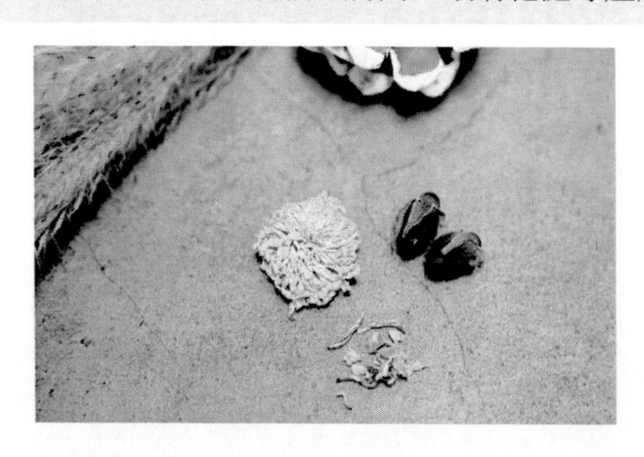

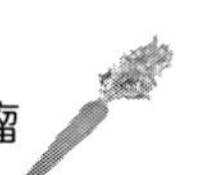

銀杏葉陳皮玫瑰花茶

銀杏葉味甘、苦、澀，性平，歸心、肺經，可斂肺、平喘、活血化瘀、止痛。陳皮味苦、辛，性溫，歸肺、脾經，可理氣健脾，燥溼化痰。玫瑰花味甘，性溫，歸肝、脾經，可行氣解鬱和血。銀杏葉陳皮玫瑰花茶一則可斂肺，緩解咳嗽咳痰等症狀；二則可疏肝解鬱，緩解情緒急躁或低落等症狀；三則可健脾滲溼，緩解腹脹、便溏等症狀。

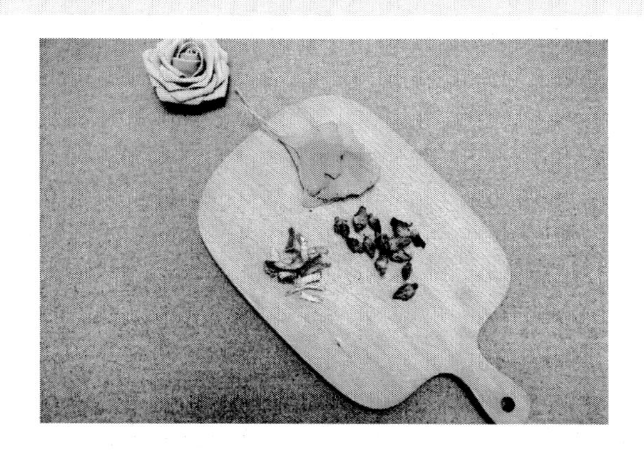

(二) 症候二：痰溼阻滯證

頸部腫脹感，甚至可觸及頸前區腫物，或咽部明顯異物感，或有痰涎，疲勞乏力，腹脹、便祕或腹瀉，食慾不振。舌質淡紅，舌體胖大、齒痕，苔白膩，脈弦滑。

1　粥養方

桂花紫薯粥

(1) 食材用料

桂花、紫薯、粳米。

(2) 製作步驟

① 紫薯削皮，切小塊備用。

② 鍋中放入紫薯、粳米，加適量水，大火煮開後轉文火。

③ 熬煮過程中，不停攪拌，防止黏鍋，熬 30 分鐘後，撒上乾桂花，可加冰糖調味。

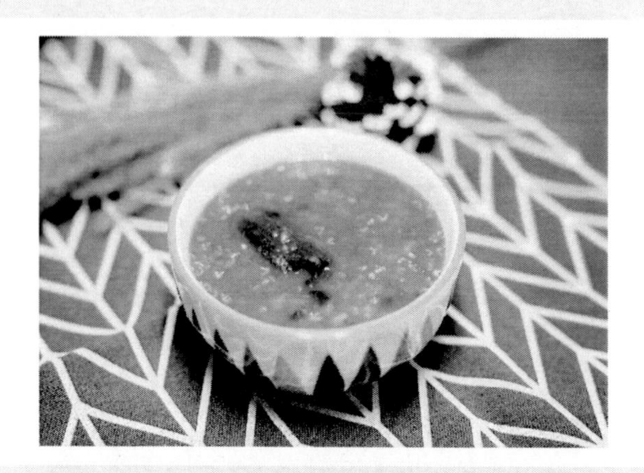

(3) 功效

桂花味辛，性溫，歸肺、脾、腎經，可溫肺化飲，散寒止痛。紫薯富含硒元素和花青素，含蛋白質及多種維生素。粳米味甘，性平，歸脾、胃經，可補中益氣，健脾和胃，除煩渴。桂花紫薯粥可溫肺健脾，緩解咽部異物感、咳嗽咳痰、腹脹等症狀。

玉米鬚銀耳粥

(1) 食材用料

玉米鬚，銀耳，粳米。

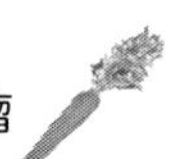

(2) 製作步驟

① 銀耳提前溫水泡發，去蒂，撕成小片。

② 鍋中加適量水，放入玉米鬚，大火煮開，撈出玉米鬚，放入粳米、銀耳。

③ 文火煮 30 分鐘，可加入適量冰糖調味。

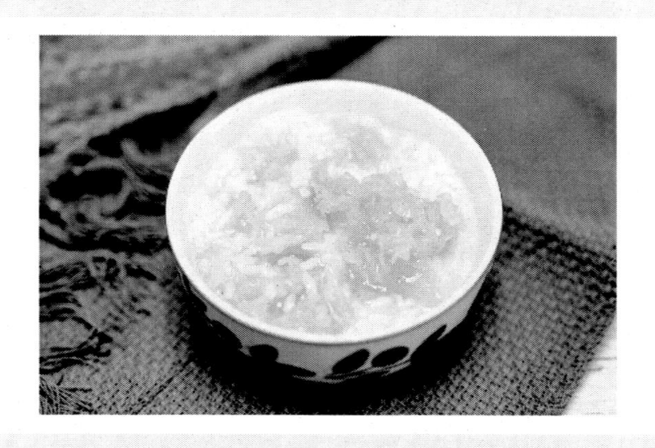

(3) 功效

玉米鬚味甘，性平，歸腎經、胃經、肝經、膽經，可利尿、消腫。銀耳味甘，性平，可滋陰潤肺。玉米鬚銀耳粥可潤肺利水，緩解咳痰、咽部異物感、便溏等症狀。

芋頭鹹骨粥

(1) 食材用料

芋頭、廣式燒豬骨、粳米。

(2) 製作步驟

① 芋頭洗淨切小塊，燒豬骨剁成小塊。

② 鍋中放入芋頭、燒豬骨，加適量水。

③ 大火煮開後轉文火，煮至粳米軟爛，加鹽調味。

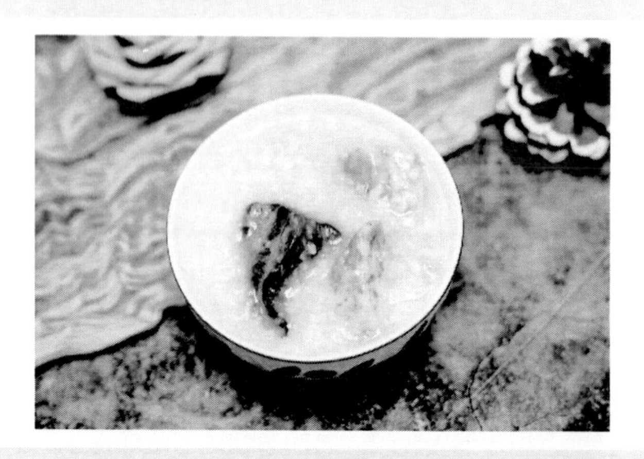

(3) 功效

芋頭味辛、甘，性平，歸胃經，可健脾補虛，散結解毒。豬骨味澀，性平，歸肺、腎、大腸經。芋頭鹹骨粥可健脾散結，緩解食慾差、腹脹等症狀，利於消散結節。

2 湯燉品

昆布海藻瘦肉湯

(1) 食材用料

昆布、海藻、豬瘦肉。

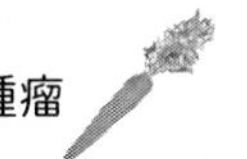

(2) 製作步驟

① 昆布、海藻提前浸泡，洗淨。

② 豬肉洗淨切塊備用。

③ 鍋中放入昆布、海藻、豬肉，加適量水，大火煮開後轉文火，煲 1 小時。

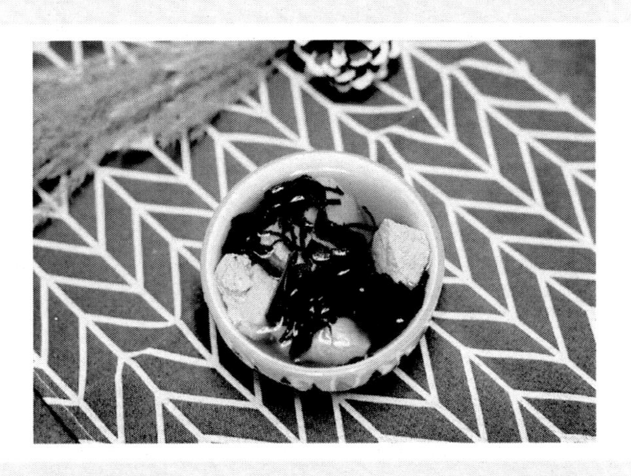

(3) 功效

昆布、海藻味鹹，性寒，歸肝、胃、腎經，可消痰軟堅散結，利水消腫。《名醫別錄》記載昆布「主十二種水腫，癭瘤，聚結氣，瘻瘡。」《本草綱目》謂：「昆布，海島人愛食之，為無好菜，只食此物，服久相習，病亦不起……」。昆布海藻瘦肉湯可消痰散結，用於甲狀腺結節，緩解咽部異物感，頸部腫脹不適。

冬瓜排骨湯

(1) 食材用料

冬瓜、排骨。

(2) 製作步驟

① 排骨剁塊，洗淨燙過後備用。

② 冬瓜削皮去籽，切小塊。

③ 鍋中放入冬瓜、排骨，大火煮開後轉文火，煲 1.5 小時。

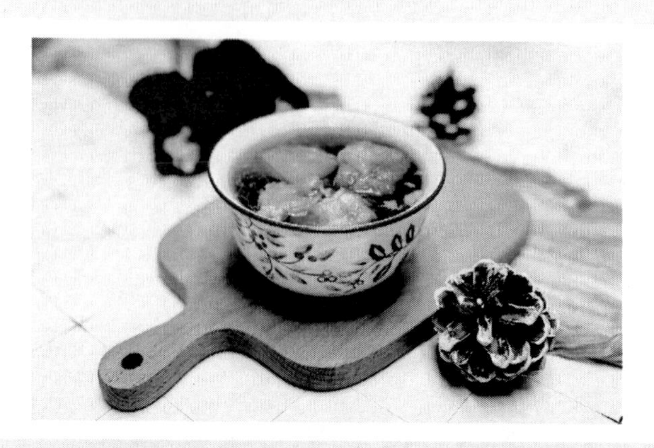

(3) 功效

冬瓜味甘，性微寒，歸肺、大小腸經，可利水消痰，清熱解毒。冬瓜排骨湯可利水，緩解眼瞼或小腿水腫，可斂肺化痰，緩解咽部異物感、咳痰等症狀。

雪梨豬肺湯

(1) 食材用料

雪梨、豬肺。

(2) 製作步驟

① 豬肺灌水清洗，反覆沖洗直至無血水。

② 豬肺切小塊燙過後後撈出備用。

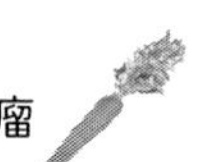

③ 雪梨洗淨，削皮去核。

④ 鍋中放入豬肺、雪梨，大火煮開後轉文火，煲 1.5 小時。

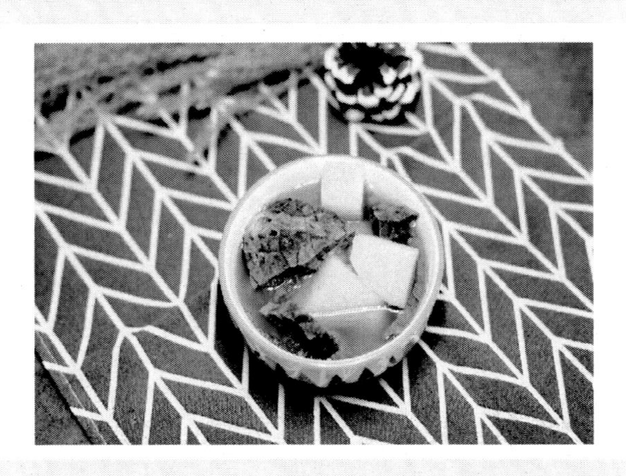

(3) 功效

梨味甘，性微寒，歸心、肺經，可生津，清熱，化痰。豬肺味甘，性平，歸肺經，可補肺止咳，止血。雪梨豬肺湯可補肺止咳，化痰，緩解咳嗽咳痰、咽部異物感等症狀。

3 藥茶

木棉玉米茶（木棉花、玉米鬚）

木棉花味甘、淡，性涼，歸大腸經，可清熱利溼，解毒。玉米鬚味甘，性平，歸腎經、胃經、肝經、膽經，可利尿、消腫。木棉玉米茶可清熱利溼，緩解咽痛、腹脹、便溏、舌體胖大等症狀。

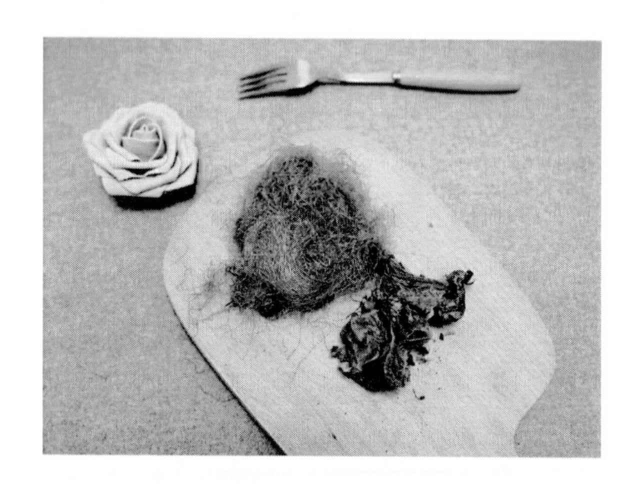

山楂陳皮茯苓茶

山楂味酸、甘，性微溫，歸脾、胃、肝經，可消食健胃，行氣散瘀，化濁降脂。陳皮味苦、辛，性溫，歸肺、脾經，可理氣健脾，燥溼化痰。茯苓味甘、淡，性平，歸心、肺、脾、腎經，可利水滲溼，健脾寧心。山楂陳皮茯苓茶一則可健脾燥溼，緩解食慾差，腹脹便溏等症狀；二則可疏肝理氣，緩解情緒急躁易怒或情緒低落。

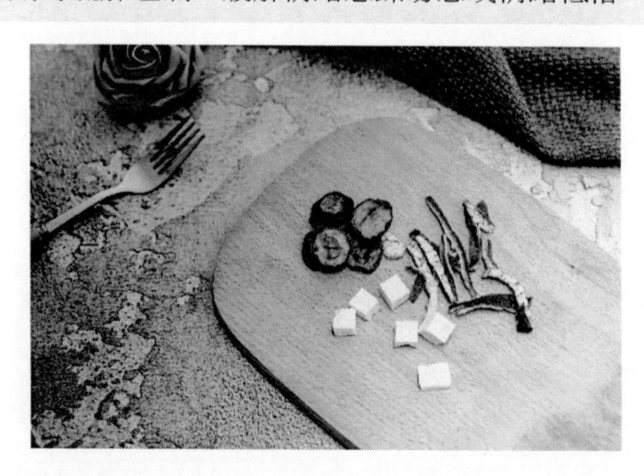

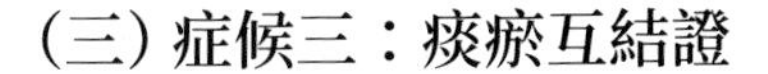

(三) 症候三：痰瘀互結證

頸部腫脹感，甚至可觸及頸前區腫物，或咽部明顯異物感，或偶伴有經前憋悶，月經延遲、色暗、量少、血塊，舌質暗紅，或可見瘀斑、瘀點，脈澀。

1　粥養方

當歸桂圓紅棗粥

(1) 食材用料

當歸、桂圓、紅棗、粳米。

(2) 製作步驟

① 當歸、桂圓、紅棗洗淨備用。

② 紅棗去核。

③ 鍋中放入當歸，加適量水，熬煮 20 分鐘，將當歸撈出。

④ 鍋中放入粳米、桂圓、紅棗，大火煮開後轉文火，煮至粳米軟爛即可。

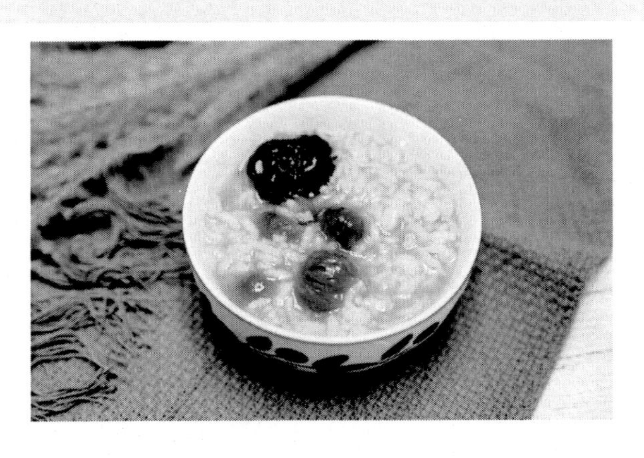

(3) 功效

當歸味甘、辛，性溫，歸肝、心、脾經，可補血活血，調經止痛，潤腸通便。桂圓味甘，性溫，歸心、脾經，可補益心脾，養血安神。紅棗味甘，性平，歸脾、胃經，可補脾和胃，益氣生津。當歸桂圓紅棗粥可健脾活血，可緩解腹脹、食慾差、心慌胸悶等症狀，尤其適用於月經色深、痛經的女性。

赤小豆薏仁紅棗粥

(1) 食材用料

赤小豆、薏仁、紅棗、粳米。

(2) 製作步驟

① 赤小豆、薏仁提前一晚浸泡。

② 鍋中放入提前泡發的赤小豆、薏仁，和紅棗、粳米，加適量水。

③ 大火煮開後轉文火，不停攪拌防止黏鍋，煮至粳米軟爛即可。

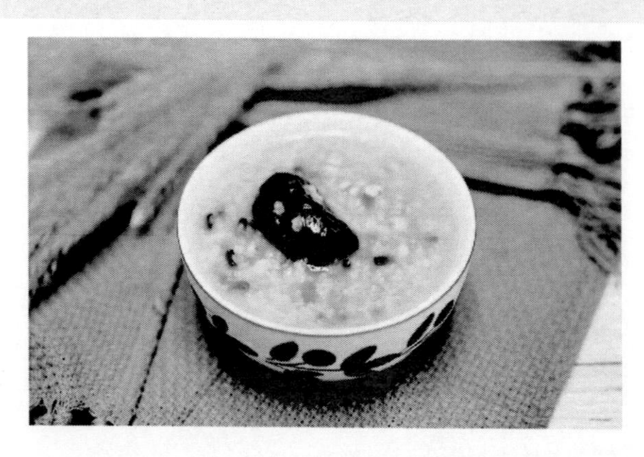

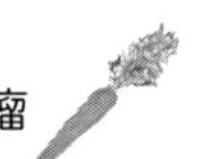

(3) 功效

赤小豆味甘、酸，性平，歸心、小腸經，可利水消腫。薏仁味甘、淡，性涼，歸脾、胃、肺經，可利水滲溼，健脾止瀉。紅棗味甘，性平，歸脾、胃經，可補脾和胃，益氣生津。赤小豆薏仁紅棗粥可健脾利水，緩解腹脹、便溏、下肢輕度水腫、舌體胖大、苔膩等症狀。

瑤柱杜仲蝦粥

(1) 食材用料

瑤柱、杜仲、蝦、粳米。

(2) 製作步驟

① 瑤柱溫水泡發。

② 蝦洗淨去蝦線，去須，將蝦頭剪下備用。

③ 鍋中倒入少量油，將蝦頭放入，炒香後撈出。

④ 將粳米、瑤柱、杜仲、蝦放入鍋中。

⑤ 大火煮開後轉文火，不時攪拌防止黏鍋，30 分鐘後撒入薑絲及蔥花，調味關火。

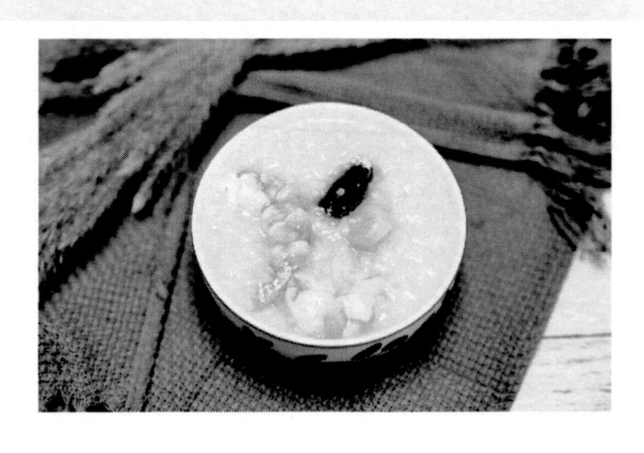

(3) 功效

瑤柱味甘、鹹，性微溫，可滋陰，養血，補腎，調中。杜仲味甘，性溫，歸肝、腎經，可補肝腎，強筋骨，安胎。蝦味甘，性微溫，歸肝、胃、腎經，可溫補腎陽。瑤柱杜仲蝦粥可補肝腎，緩解腰痠、腿沉，女性月經量少、色暗。

2　湯燉品

杜仲豬骨湯

(1) 食材用料

杜仲、豬骨。

(2) 製作步驟

① 豬骨洗淨，剁塊。

② 鍋中放入豬骨，加適量水，放入洗淨的杜仲。

③ 大火煮開後轉文火，煲 1.5 小時。

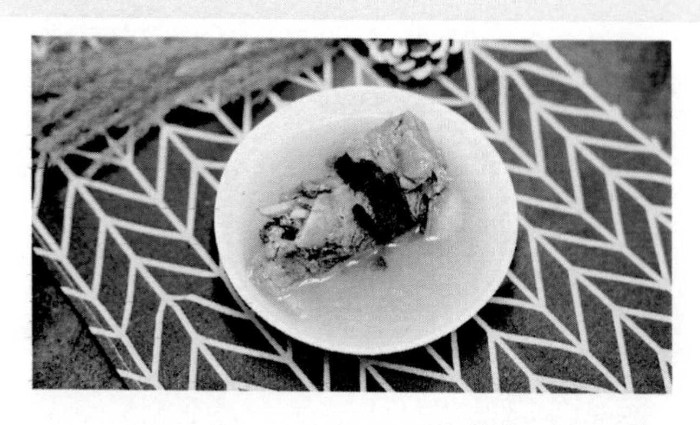

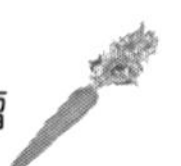

(3) 功效

杜仲味甘，性溫，歸肝、腎經，可補肝腎，強筋骨，安胎。豬骨味澀，性平，歸肺、腎、大腸經。杜仲豬骨湯可補肝腎，可改善腰痠背痛，久站無力，女性月經量少，有血塊。

杏仁豬肺湯

(1) 食材用料

杏仁、豬肺。

(2) 製作步驟

① 豬肺洗淨，切成小塊，燙過後備用。

② 甜杏仁去皮。

③ 鍋中放入豬肺、杏仁，大火煮開後轉文火，煲 30 分鐘。

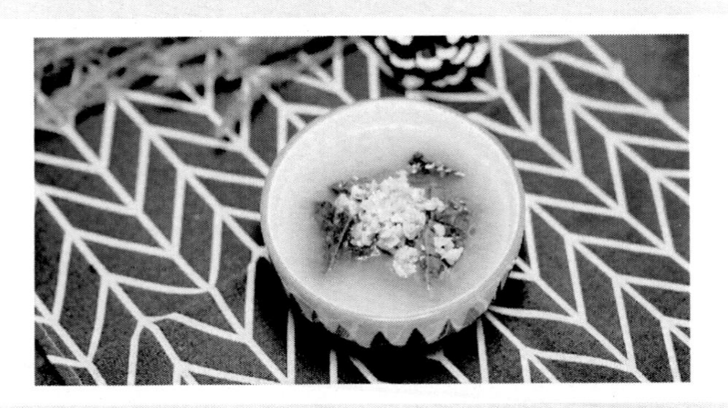

(3) 功效

杏仁歸肺、大腸經，可降氣止咳平喘，潤腸通便。豬肺味甘，性平，歸肺經，可補肺止咳、止血。杏仁豬肺湯可潤肺止渴平喘，緩解咽部不適、咳嗽咳痰。

紅棗花生豬腳湯

(1) 食材用料

紅棗、花生、豬腳。

(2) 製作步驟

① 紅棗、花生洗淨備用。

② 豬腳洗淨，切小塊，燙過後備用。

③ 鍋中放入花生、紅棗、豬腳，加入適量水，大火煮開後轉文火，煲1小時。

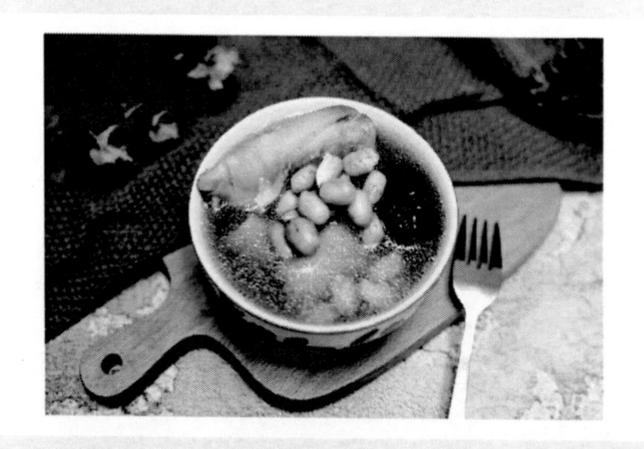

(3) 功效

紅棗味甘，性平，歸脾、胃經，可補脾和胃，益氣生津。花生味甘，性平，可潤肺和胃。豬腳味甘、鹹，性平，歸胃經，可補氣血。紅棗花生豬腳湯一則可健脾補血，緩解乏力、畏寒、女性月經量少等症狀；二則可潤肺，減少咳嗽咳痰。

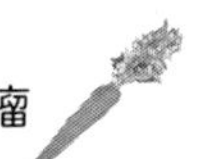

3　藥茶

紅棗桂圓薏仁水

紅棗味甘，性平，歸脾、胃經，可補脾和胃，益氣生津。桂圓味甘，性溫，歸心、脾經，可補益心脾，養血安神。薏仁味甘、淡，性涼，歸脾、胃、肺經，有利水滲溼、健脾止瀉、除痹、排膿、解毒散結的作用。紅棗桂圓薏仁水可健脾養血，緩解食慾差、腹脹、大便溏、胸悶心慌、女性月經量少、舌質暗等症狀。

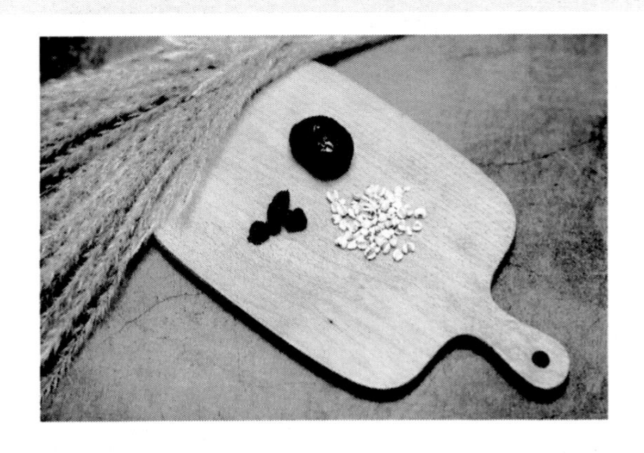

當歸橘紅玫瑰花茶

當歸味甘、辛，性溫，歸肝、心、脾經，可補血活血，調經止痛，潤腸通便。橘紅味辛、苦，性溫，歸肺、脾經，可理氣寬中，燥溼化痰。玫瑰花味甘，性溫，歸肝、脾經，可行氣解鬱和血。當歸橘紅玫瑰花茶一則可理氣調經，緩解情緒急躁或低落，緩解月經量少色暗，通經；二則可燥溼化痰，緩解咽部異物感、咳痰、便溏等症狀。

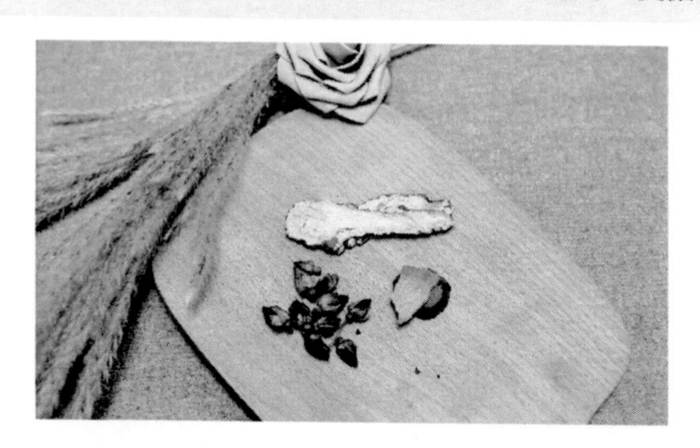

第五節　亞急性甲狀腺炎

一、營養元素

(一) 碘元素

亞急性甲狀腺炎患者在疾病發展期會出現甲狀腺激素水平升高，人體處於高代謝狀態，呈現一過性甲狀腺功能亢進。此階段碘元素攝取過多會進一步促進甲狀腺激素分泌，甲狀腺持續腫大，所以為避免加重病情、緩解症狀，此階段應嚴格限制碘元素的攝取，避免進食富含碘的食物。

(二) 維生素 D

維生素 D 與甲狀腺疾病的關係近年來備受關注。一項研究評價補充了維生素 D 在初診亞急性甲狀腺炎患者治療中的應用價值，其指出針對亞急性甲狀腺炎患者補充維生素 D，對緩解急性病情無明顯作用，但可降低複發率，減輕復發症狀，或許可為亞急性甲狀腺炎的輔助治療提供新思路。

二、日常飲食注意事項

亞急性甲狀腺炎在臨床中已不在少數，發生率呈現上升趨勢，生活中我們對此疾病已不再陌生，那麼亞急性甲狀腺炎的飲食禁忌包含哪些，我們在日常飲食中需要注意什麼呢？筆者根據多年的臨床經驗總結如下，希望對大家在日常生活中的防病、治病有所幫助。

(一) 注意補充蛋白和維生素

亞急性甲狀腺炎疾病早期頸部疼痛會伴隨吞嚥困難，同時處於甲亢高代謝狀態，所以早期的飲食主要是以清淡流質飲食為主，補充高熱量、高蛋白質、高維生素、高纖維素的食物，比如多吃含維生素高的蔬菜瓜果，含優質蛋白的的瘦肉、雞肉、鴨肉、淡水魚等食品。嚴禁吃高碘食物，以免引起甲狀腺激素升高，甲狀腺持續腫大，比如海帶、紫菜、海苔等。

(二) 飲食多清淡，少辛辣刺激

亞急性甲狀腺炎患者的飲食以清淡易消化的食物為主，忌油炸、燒烤等燥熱性及油膩食品，疾病過程中盡量不吃燒烤、火鍋和動物內臟以及醃製食品，少食生冷堅硬不易消化食物；嚴禁吃辛辣刺激的食物，以免對亞急性甲狀腺炎病灶造成刺激使炎症加重，比如生蒜、洋蔥、辣椒、胡椒粉、韭菜、咖哩粉等。另外，疾病期間應注意忌菸酒。

(三) 嚴禁吃富含咖啡因的食物

亞急性甲狀腺炎甲亢期，人體處於高代謝狀態，咖啡因可以刺激腦神經，使神經處於興奮狀態，這種對神經的刺激作用會加重心臟負擔，對亞急性甲狀腺炎患者是有害的，甚至還會加重病情。所以應避免濃茶、濃咖啡的大量攝取，平時也盡量不要喝奶茶，因為絕大部分奶茶中都含有咖啡因。

(四) 飲食均衡，營養豐富

亞急性甲狀腺炎患者，平時飲食要注重營養的增補，以維持身體內各種營養物質所需，注重維生素及必需微量元素的攝取，多吃生果和蔬菜、穀類、豆類，比如生梨、生藕、芹菜、百合、鱉、鴨蛋、黑魚、蚌肉、瓜菜類等。亞急性甲狀腺炎患者因發熱、炎症等原因多有陰液耗損，平素宜多飲水。

三、中醫症候及飲食

(一) 症候一：風熱外感、氣陰兩虛證

頸部多見明顯腫大，疼痛明顯，疼痛牽扯頷下、耳後或枕部，拒按；伴惡寒發熱、頭痛、口渴、咽乾；舌紅苔薄黃，脈浮數或滑數。

1　粥養方

小米南瓜粥

(1) 食材用料

南瓜、小米。

(2) 製作步驟

① 南瓜去皮去籽，切小塊。

② 鍋中放入小米、南瓜塊，加適量水，大火煮開後轉文火，熬至小米及南瓜軟爛。

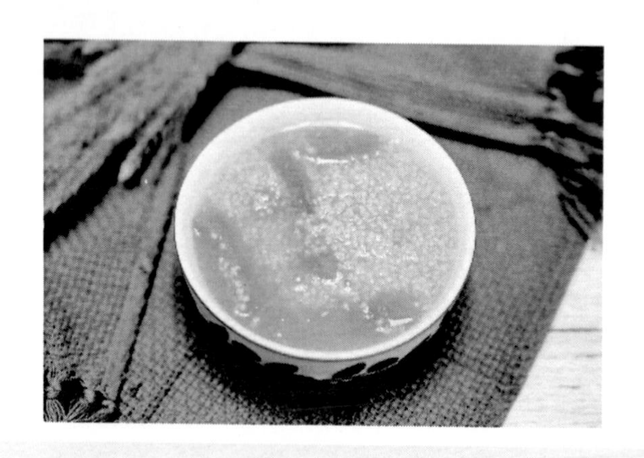

(3) 功效

南瓜味甘，歸脾、胃經，具有益氣清熱之功。小米味甘鹹，性微寒，具有和中健脾除熱、益腎氣補虛損、利尿消腫的作用。南瓜小米粥可清熱健脾，緩解發熱、頭痛、口渴、食慾差等症狀。

綠豆百合菊花冰粥

(1) 食材用

綠豆、百合、菊花、粳米。

(2) 製作步驟

① 綠豆提前一晚浸泡。

② 百合、菊花洗淨備用。

③ 鍋中加水，放入菊花，熬煮 20 分鐘，撈出菊花。

④ 加入綠豆、百合、粳米，熬煮半小時，直至稻米軟爛。

⑤ 粥放涼後，放入冰箱冷藏 3 ～ 4 小時。

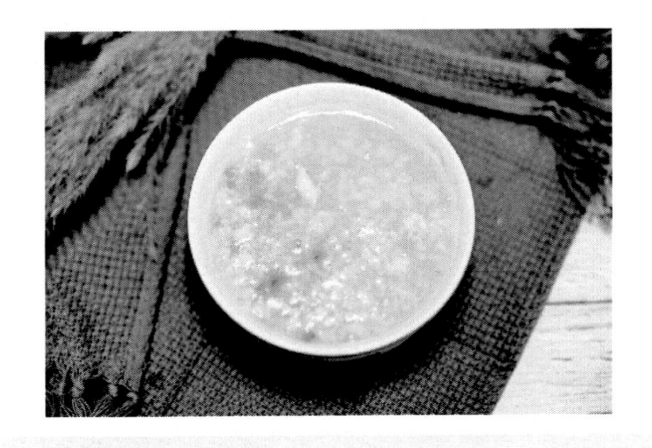

(3) 功效

綠豆味甘，性涼，入心、胃經，具有清熱解毒，除煩止渴的功效。百合味甘，性寒，歸心、肺經，可清心安神。菊花味苦、甘，性微寒，歸肺、肝經，可散風清熱、平肝明目、清熱解毒。綠豆百合菊花冰粥可清熱解毒、除煩止渴，緩解燥熱出汗、咽痛咽乾、心煩。

青果荷葉冰粥

(1) 食材用料

青果、荷葉、粳米、冰糖。

(2) 製作步驟

① 鍋中放入青果、荷葉，加適量水，熬煮30分鐘，撈出青果、荷葉。

② 鍋中放入粳米，大火煮開後轉文火，熬30分鐘，加入冰糖調味。

③ 常溫放涼後，放入冰箱冷藏3～4小時。

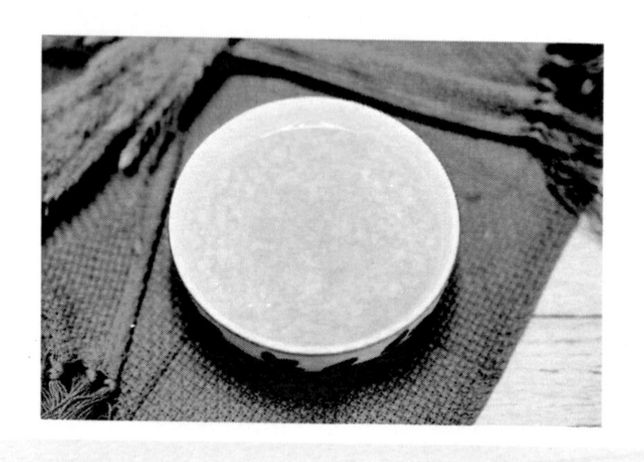

(3) 功效

青果味甘、酸，性平，歸肺、胃經，可清熱解毒，利咽，生津。荷葉味苦，性平，歸肝、脾、胃經，可清暑化溼。青果荷葉冰粥可清熱解毒、利咽化溼，可緩解發熱、咽痛咽乾、大便不暢、舌苔黃膩等症狀。

2　湯燉品

土茯苓燉水魚

(1) 食材用料

土茯苓、水魚。

(2) 製作步驟

① 水魚去除內臟，洗淨切塊備用。

② 土茯苓洗淨備用。

③ 鍋中加適量水，放入水魚、土茯苓，煲 2 小時。

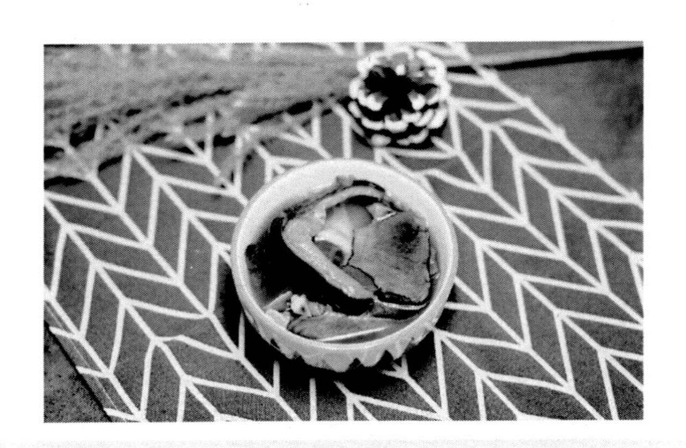

(3) 功效

土茯苓，味甘、淡，性平。歸胃、肝經，可解毒，除溼，通利關節。水魚又稱為甲魚、鱉。水魚味甘，性平，入肝經。可治骨蒸勞熱，瘰癧。土茯苓水魚湯可清熱解毒，緩解咽痛、多汗、燥熱等症狀；還可以滋陰潛陽，緩解潮熱、盜汗後津液不足的咽乾口渴症狀。

黃豆苦瓜骨頭湯

(1) 食材用料

黃豆、苦瓜、豬骨。

(2) 製作步驟

① 黃豆提前浸泡半小時。

② 苦瓜去核切塊，洗淨備用；豬骨洗淨切塊，備用。

③ 黃豆、苦瓜、豬骨放入鍋中，加適量水，武火煮沸後轉文火，煲 2 小時。

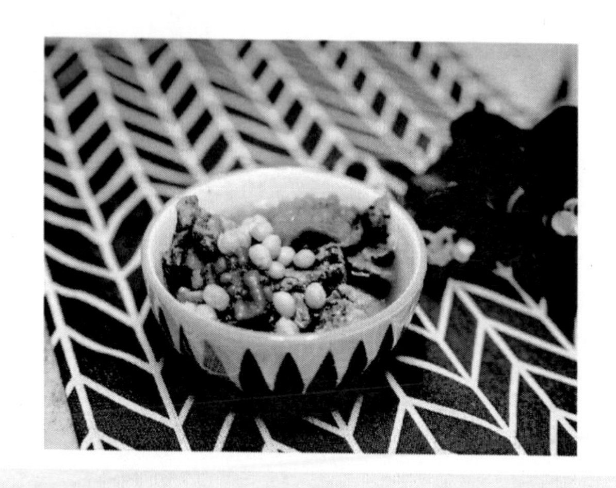

(3) 功效

黃豆的營養成分豐富，其蛋白質含量高於穀類和薯類食物的 2.5～8 倍，除糖類較低外，還含有脂肪、鈣、磷、鐵和維生素 B1、維生素 B2 等人體必需的營養物質。苦瓜味苦，性寒，歸心、脾、肺經，可清熱解毒、明目。豬骨味澀，性平，歸肺、腎、大腸經。黃豆苦瓜骨頭湯可清熱解毒，緩解咽痛、燥熱等症狀；可清肺補腎，緩解發熱、乏力等症狀。

牛蒡根蘿蔔湯

(1) 食材用料

牛蒡根、蘿蔔。

(2) 製作步驟

① 白蘿蔔、胡蘿蔔去皮洗淨，切塊。

② 牛蒡根、白蘿蔔、胡蘿蔔放入鍋中，加適量水，文火煮 1 小時，直至熟軟。

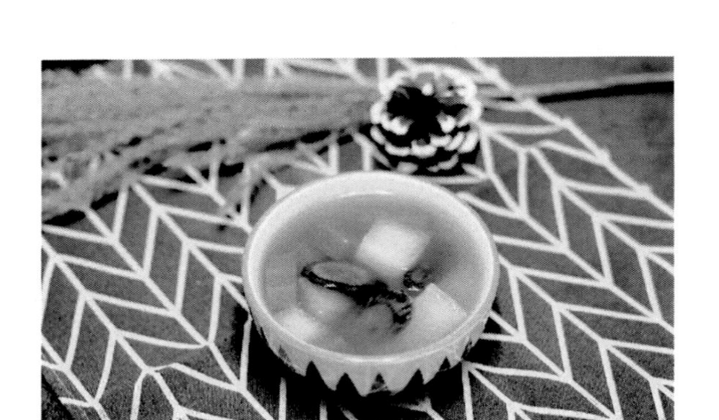

(3) 功效

牛蒡根味辛、苦，性寒，歸肺、心經，可清熱解毒，疏風利咽。白蘿蔔歸肺、胃經。可消食化痰，下氣寬中。胡蘿蔔性味甘、辛，性微溫，脾經，可健脾化溼。牛蒡蘿蔔湯一則可清熱解毒，緩解咽痛、發熱的不適；二則可健脾下氣，調暢氣機，緩解發熱汗出後的納差乏力。

3　藥茶

金桑花茶（金銀花、桑葉、菊花）

金銀花味甘、性寒，歸肺、胃經，可清熱解毒。桑葉味苦、甘，性寒，歸肺、肝經，可疏散風熱，清肺潤燥，平肝明目。菊花可平肝潛陽、清熱解毒。金桑花茶可清熱解毒、疏風散熱，緩解咽痛、發熱、汗出等症狀。

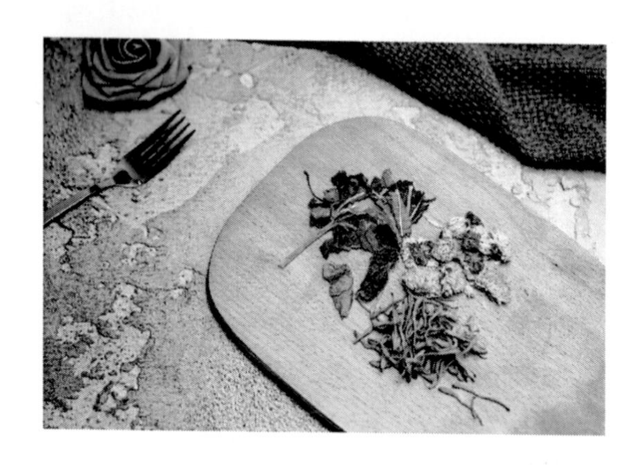

麥冬百合菊花茶

麥冬味甘、微苦，性微寒，歸心、肺、胃經，可養陰生津，潤肺止咳。百合味甘，性寒，歸心、肺經，可清心安神。菊花可平肝潛陽，清熱解毒。麥冬百合菊花茶既可清肺解熱，緩解疾病早期的燥熱汗出；又可養陰生津，緩解疾病後期因汗出後津液不足而產生的口渴咽乾。

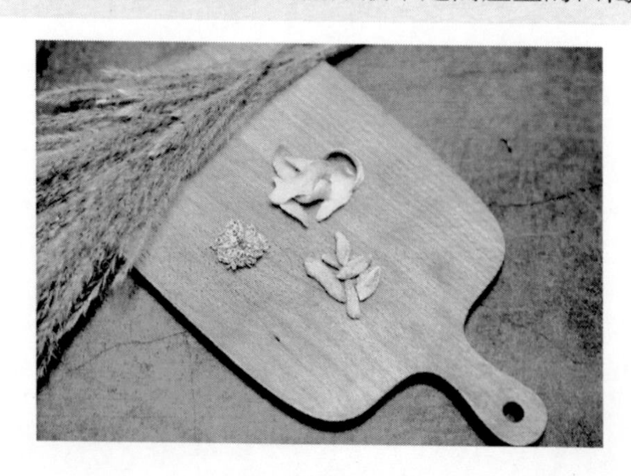

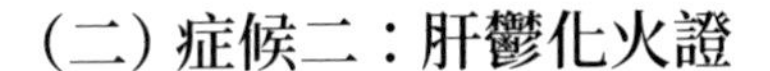

(二) 症候二：肝鬱化火證

頸前腫痛，伴胸悶心悸，急躁易怒，口苦咽乾，燥熱多汗，舌紅苔薄黃，脈弦數。

1　粥養方

冰糖銀耳雪梨粥

(1) 食材用料

銀耳、雪梨、冰糖。

(2) 製作步驟

① 銀耳提前洗淨泡發，掰成小塊。

② 梨削皮、去核，切成小塊。

③ 鍋中放入銀耳，大火煮開後轉文火，煮 30 分鐘。

④ 放入雪梨塊，煮 10 分鐘。

⑤ 加入冰糖，煮 15 分鐘，至湯汁黏稠。

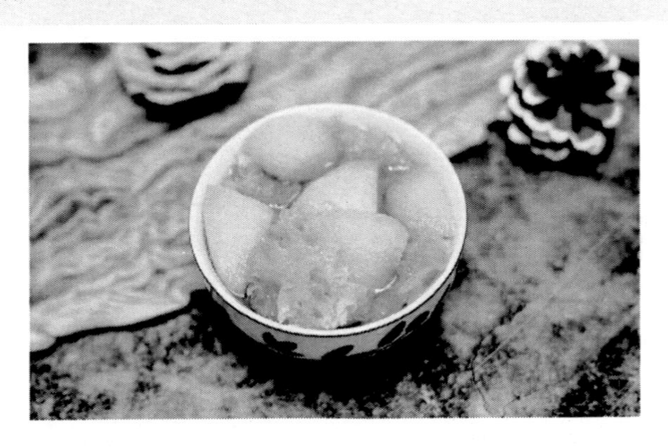

(3) 功效

銀耳味甘，性平，歸脾、肺、胃經，可滋陰潤肺、補益肺氣等。梨味甘，性微寒，歸心、肺經，可生津，清熱，化痰。冰糖可補中益氣，和胃潤肺，止咳化痰。冰糖銀耳雪梨粥一則可潤肺化痰，緩解頸部疼痛、止咳化痰；二則可滋陰補中，緩解咽乾。

西瓜綠豆冰粥

(1) 食材用料

西瓜、綠豆、粳米。

(2) 製作步驟

① 綠豆、粳米洗淨放入鍋中，加適量水，熬煮 1 小時，直至米軟爛。

② 將粥放涼後放入冰箱，冷藏 3 ～ 4 小時。

③ 西瓜切小塊放入碗中，加入冷藏的粥。

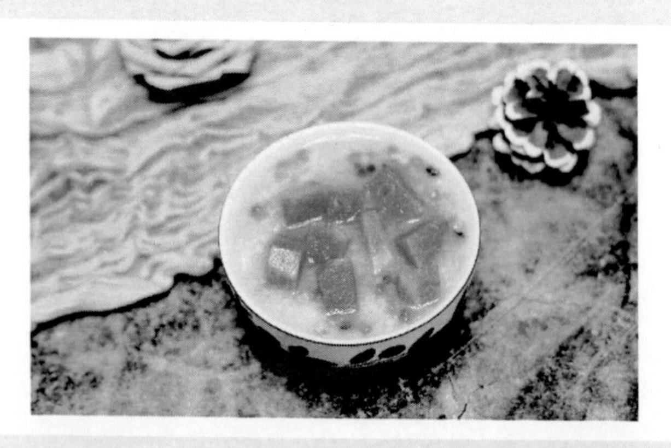

(3) 功效

綠豆味甘，性涼，歸心、胃經，具有清熱解毒、除煩止渴的功效。粳米味甘，性平，入脾、胃經，可補中益氣、健脾和胃、除煩渴。西瓜味甘，性寒，可清熱解暑，清利小便，清熱止痛。西瓜綠豆冰粥可清熱解毒，緩解頸部疼痛、咽痛、燥熱汗出等症狀。

蔬菜粥

(1) 食材用料

胡蘿蔔、芹菜、生菜、粳米。

(2) 製作步驟

① 胡蘿蔔削皮，切小粒備用。

② 芹菜洗淨，切成末。

③ 生菜洗淨，切小段備用。

④ 鍋中放入粳米、胡蘿蔔、芹菜，加適量水，大火煮開後轉文火，熬至米熟爛。

⑤ 將生菜放入鍋中，煮 3 分鐘後關火，加無碘鹽調味。

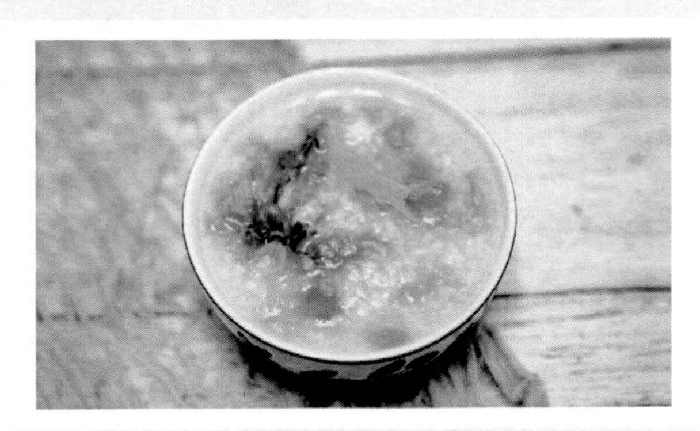

(3) 功效

胡蘿蔔味甘，辛、性微溫，入脾經，可健脾化溼。芹菜味甘，性平，歸肺、胃經。生菜味甘，性涼，可清肝利膽。生菜富含水分，每

100g 食用部分含水分高達 94%～96%，故生食清脆爽口；其莖葉中含有萵苣素、甘露醇，具有鎮痛催眠、降低膽固醇、利尿和促進血液循環的作用。蔬菜粥味道清爽，口感軟糯，較易接受，可健脾清肝，緩解肝鬱火旺引起的情緒急躁、口乾、燥熱汗出等症狀。

2　湯燉品

苦瓜排骨湯

(1) 食材用料

苦瓜、排骨。

(2) 製作步驟

① 排骨洗淨切塊，燙過後備份用。

② 苦瓜去籽洗淨，切段。

③ 排骨苦瓜放入鍋中，加適量水，大火煮開後轉文火，煲 1.5 小時。

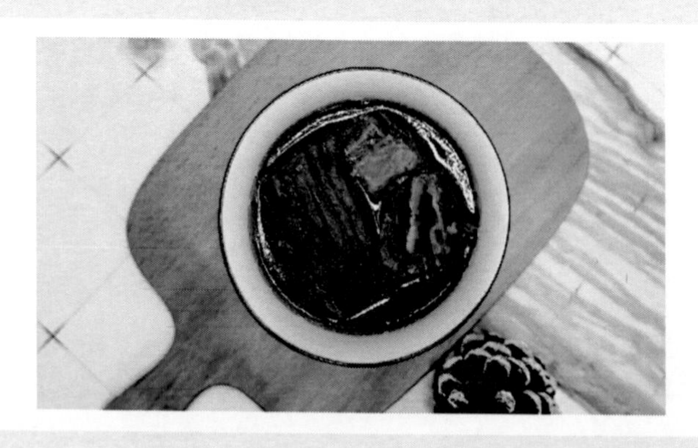

(3) 功效

排骨味甘鹹，性平，歸脾、胃、腎經，可以滋養脾胃。苦瓜味苦，性寒，歸心、脾、肺經，可清熱解毒，明目。苦瓜排骨湯一則可清熱，緩解肝鬱化火帶來的燥熱汗出，情緒急躁；二則可健脾，肝旺會影響脾胃運化功能，故清肝的同時也需要健脾，緩解肝火旺盛引起的口乾、食慾不佳等症狀。

羅漢果雞湯

(1) 食材用料

羅漢果、雞。

(2) 製作步驟

① 雞洗淨切塊，燙過後備用。

② 羅漢果洗淨，用刀背拍碎。

③ 雞肉、羅漢果放入鍋中，加適量清水，大火煮開後轉文火，煲 1 小時，加無碘鹽調味。

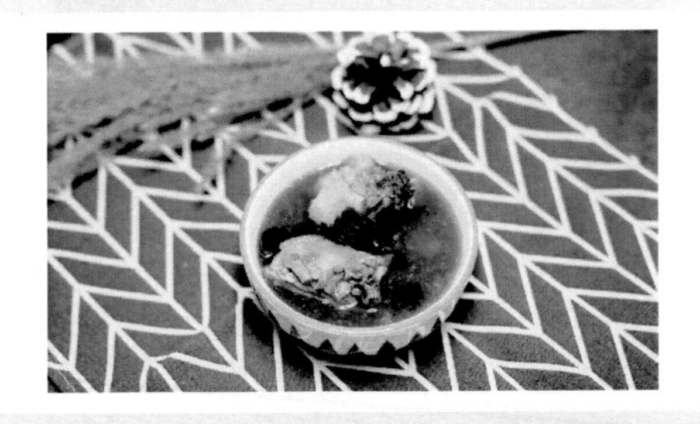

(3) 功效

羅漢果味甘，性涼，歸肺、大腸經，可清熱潤肺，利咽開音。雞肉味甘，性溫，歸脾、胃經，可益氣。羅漢果雞湯清熱而不傷脾，既能緩解頸部疼痛、咽乾、聲音嘶啞等症狀，又能緩解口乾乏力、食慾減退等症狀。

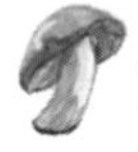

綠豆苦瓜牛肉湯

(1) 食材用料

綠豆、苦瓜、牛肉。

(2) 製作步驟

① 牛肉洗淨，切薄片備用。

② 苦瓜去籽洗淨，切片備用。

③ 綠豆提前一晚浸泡。

④ 鍋中放入適量水，放入綠豆，大火煮開後轉文火，煮30分鐘。

⑤ 將苦瓜放入鍋中，煮10分鐘，加入牛肉片，大火滾開後關火調味。

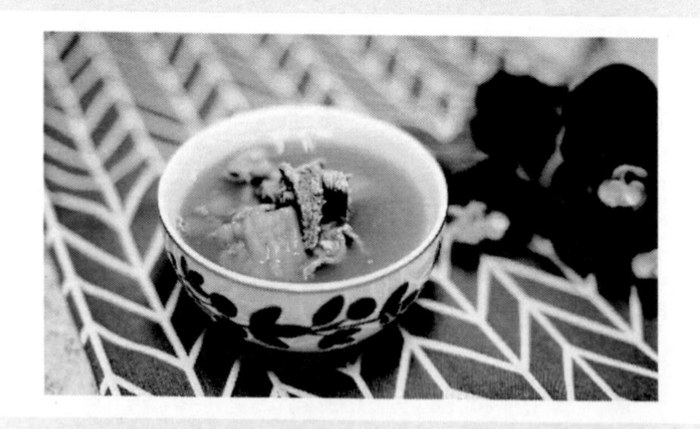

(3) 功效

綠豆味甘，性涼，入心、胃經，具有清熱解毒，除煩止渴的功效。苦瓜味苦，性寒，歸心、脾、肺經，可清熱解毒，明目。牛肉含豐富的蛋白質，具有補中益氣、滋養脾胃、止渴止涎之功效，適合中氣不足的人群。綠豆苦瓜牛肉湯一則可清熱解毒，緩解肝火旺盛引起的燥熱汗出，頸部疼痛；二則可健脾止渴，緩解亞甲炎發熱疼痛後而引起的乏力、不思飲食。

3　藥茶

蒲公英桑葉百合茶

蒲公英味苦，性寒，歸肝、胃經，可清熱解毒，消腫散結，利尿通淋。桑葉味苦、甘，性寒，歸肺、肝經，可疏散風熱，清肺潤燥，平肝明目。百合味甘，性寒，歸心、肺經，可清心安神。蒲公英桑葉百合茶一則可清熱解毒消腫，緩解頸部腫脹疼痛、發熱等症狀；二則可清心疏肝，緩解情緒急躁易怒。

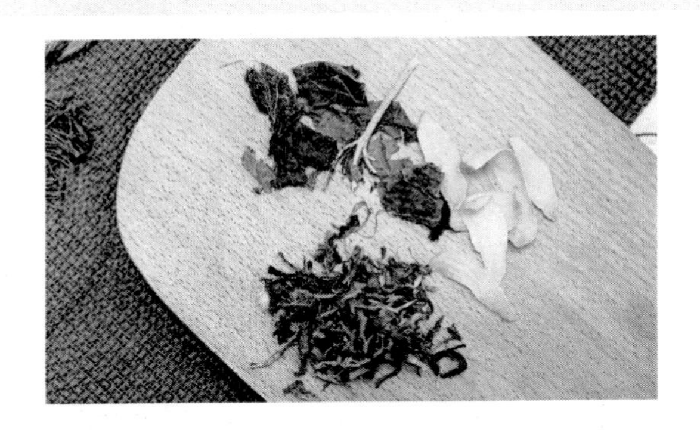

夏枯草木蝴蝶菊花茶

夏枯草味辛、苦，性寒，歸肝、膽經，可清肝瀉火，明目，散結消腫。木蝴蝶味苦、甘，性涼，歸肺、肝、胃經，可清肺利咽，疏肝和胃。菊花味苦、甘，性涼，歸肺、肝經，可散風清熱，平肝明目，清熱解毒。夏枯草木蝴蝶菊花茶可疏風利咽，清肝明目，緩解頸部疼痛、燥熱多汗、情緒急躁、目赤腫痛。

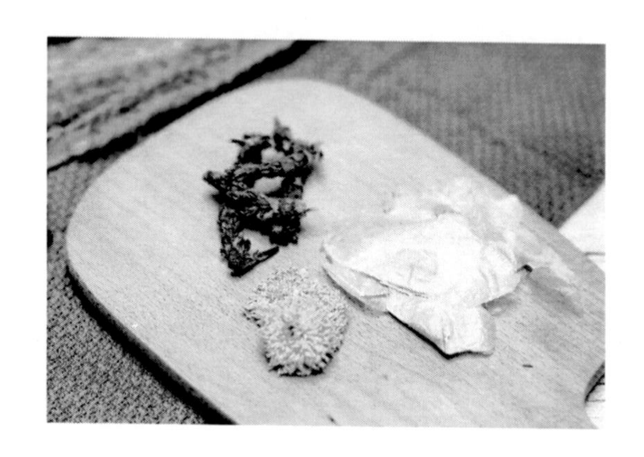

(三) 症候三：肝鬱脾虛證

頸部疼痛減輕或消失，咽部異物感，情緒不暢，疲勞乏力，喜太息，腹脹便祕或腹瀉，納差，失眠健忘。舌質淡紅，舌體胖大、齒痕，苔白，脈弦細。

1　粥養方

核桃桂圓粥

(1) 食材用料

核桃、桂圓、粳米。

(2) 製作步驟

① 核桃、桂圓、粳米洗淨。

② 核桃、桂圓、粳米放入鍋中，大火煮開後轉文火，攪拌防止黏鍋，直至軟爛。

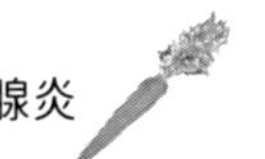

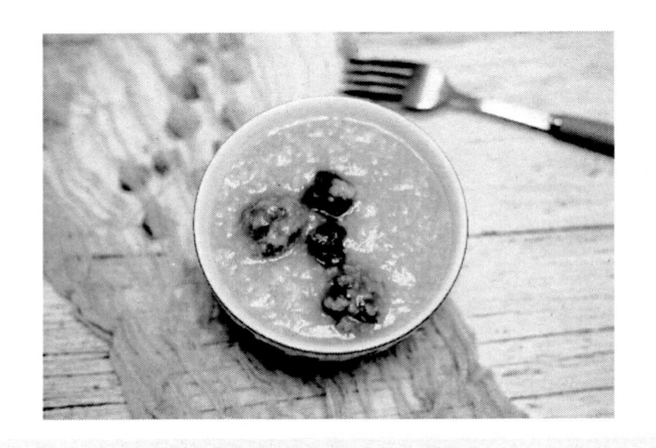

(3) 功效

核桃仁味甘，性溫。歸肺、腎、大腸經，可溫補肺腎，定喘潤腸。桂圓味甘，性溫，歸心、脾經，可補益心脾，養血安神。粳米味甘，性平，歸脾、胃經，可補中益氣，健脾和胃，除煩渴。核桃桂圓粥可益肺健脾潤腸，緩解疲勞乏力、腹脹、不思飲食、便祕。

山藥枸杞粥

(1) 食材用料

山藥、枸杞、小米。

(2) 製作步驟

① 山藥削皮洗淨，切小段。

② 鍋中放入山藥、枸杞、小米，加適量水，大火煮開後轉文火，熬煮 40 分鐘。可根據自身口味加適量紅糖調味。

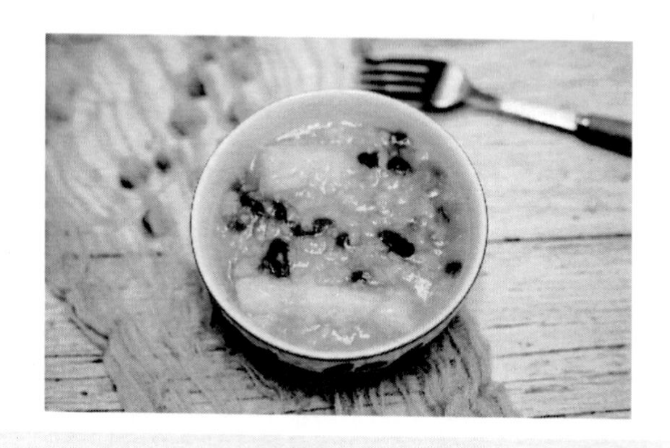

(3) 功效

山藥味甘，性溫，可健脾補肺，固腎益精。枸杞味甘，性平，可滋腎潤肺，補肝明目。小米味甘，性溫，歸脾、胃、腎經，有清熱、消渴的功效，可以緩解脾胃氣弱、食不消化等症狀。山藥枸杞粥可以潤肺清熱，疏肝明目，緩解咳嗽咳痰、咽部不適、盜汗、眼乾澀、情緒不暢。

地瓜玉米粥

(1) 食材用料

地瓜、玉米、粳米。

(2) 製作步驟

① 地瓜洗淨削皮，切小塊。

② 玉米洗淨，剝出玉米粒。

③ 鍋中放入地瓜、玉米粒、粳米，大火煮開後轉文火，煮 30 分鐘。

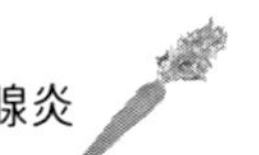

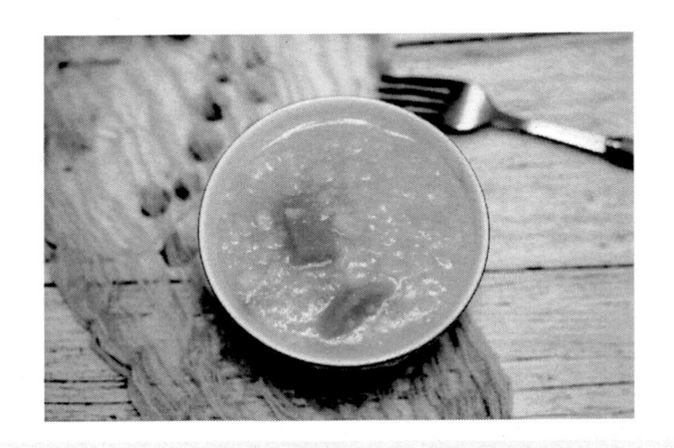

(3) 功效

地瓜味甘，性涼，歸肺、胃經，可生津止渴。玉米味甘，性平，無毒，入胃、大腸經，可開胃、通便、利尿。玉米中的維生素 B6、煙酸等成分，具有刺激胃腸蠕動的特性，防止便祕。粳米味甘，性平，入脾、胃經，可補中益氣，健脾和胃，除煩渴。地瓜玉米粥可健脾生津、除煩渴，緩解疲乏無力、食慾差、口乾、情緒急躁等症狀。

2　湯燉品

薏米山藥排骨湯

(1) 食材用料

薏仁、山藥、排骨。

(2) 製作步驟

① 排骨洗淨切塊，燙過後備用。

② 山藥削皮洗淨，切段。

③ 鍋中放入薏仁、山藥、排骨，加適量水，大火煮開後轉文火，熬煮 1.5 小時。

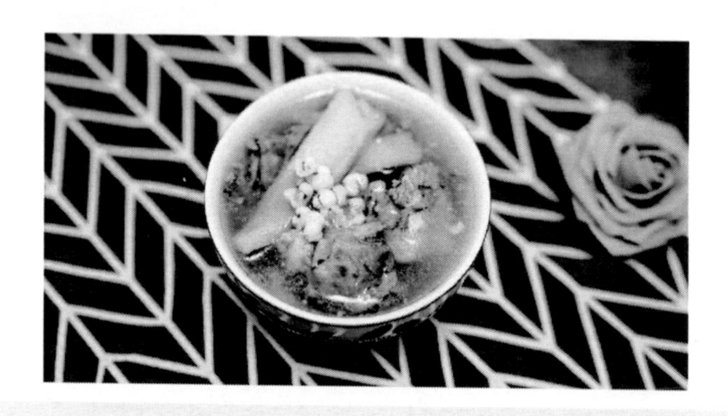

(3) 功效

薏仁味甘、淡，性涼，歸脾、胃、肺經，有利水滲溼、健脾止瀉、除痹、排膿、解毒散結的作用。山藥味甘，性溫，入脾、肺、腎經可健脾補肺，固腎益精。排骨味甘鹹，性平，入脾、胃、腎經，可以滋養脾胃。薏米山藥排骨粥可健脾補肺，緩解疲勞乏力、咳嗽咳痰、咽部不適、腹脹等症狀。

猴頭菇陳皮雞湯

(1) 食材用料

猴頭菇、陳皮、雞。

(2) 製作步驟

① 猴頭菇洗淨，提前半小時泡發。

② 雞洗淨切塊。

③ 鍋中放入猴頭菇、陳皮、雞，加適量水，大火煮開後轉文火，熬煮1.5 小時。

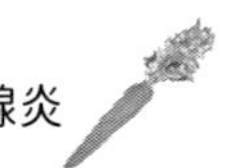

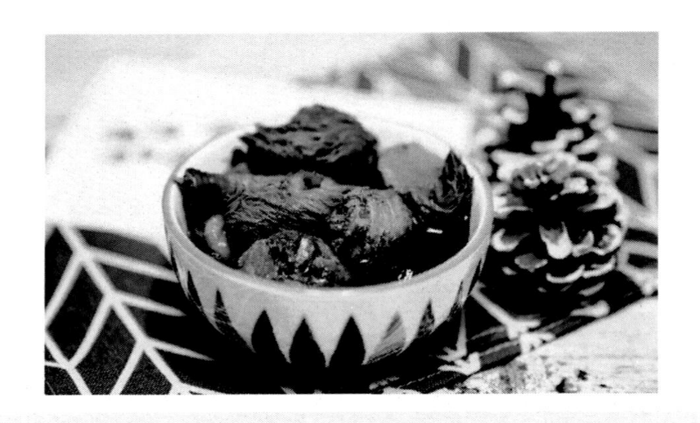

(3) 功效

猴頭菇味甘，性平，歸脾、胃經，可健脾消食。陳皮味苦、辛，性溫，歸肺、脾經，可理氣健脾，燥溼化痰。雞肉味甘，性溫，歸脾、胃經，可溫中，益氣。猴頭菇陳皮雞湯可理氣健脾，緩解情緒不暢、疲勞乏力、腹脹、腹瀉等症狀。

黃耆枸杞老鴨湯

(1) 食材用料

黃耆、枸杞、鴨。

(2) 製作步驟

① 鴨子洗淨切塊，備用。

② 鍋中放入黃耆、枸杞、鴨肉。

③ 大火煮 20 分鐘，轉文火，繼續煲 1.5 小時。

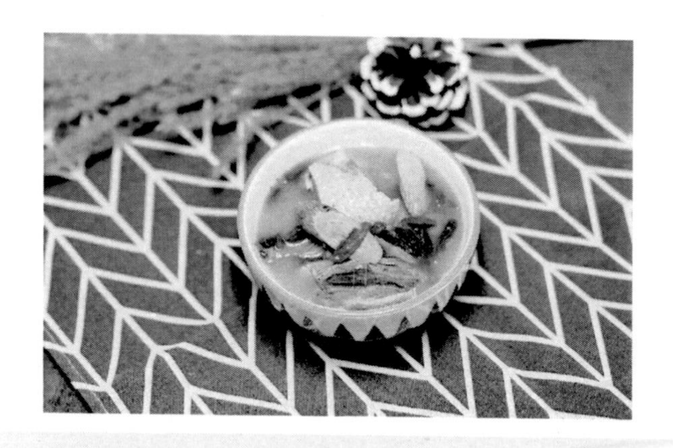

(3) 功效

黃耆味甘，性微溫，歸脾、肺經，可補氣固表，利尿。枸杞味甘，性平，可滋腎潤肺，補肝明目。鴨肉味甘，性寒，入脾、胃經，可補益氣陰，和胃消食，利水，解毒。黃耆枸杞老鴨湯可健脾補氣，補益氣陰，緩解疲勞乏力，腹脹，食慾差，口乾等症狀。

3　藥茶

佛手陳皮山藥水

佛手味辛、苦、酸，性溫，歸肝、脾、胃、肺經，可疏肝理氣，和胃止痛，燥溼化痰。陳皮味苦、辛，性溫，歸肺、脾經，可理氣健脾，燥溼化痰。山藥味甘，性溫，可健脾補肺，固腎益精。佛手陳皮山藥水一則可理氣，緩解情緒急躁或低落，腹脹；二則可健脾補肺腎，緩解疲勞乏力，食慾差，小便頻數。

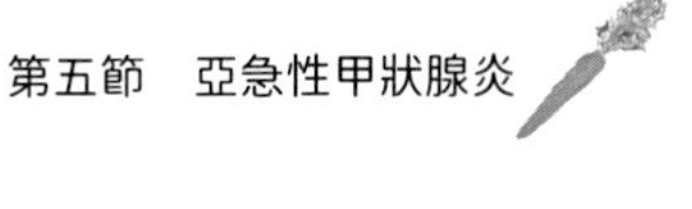

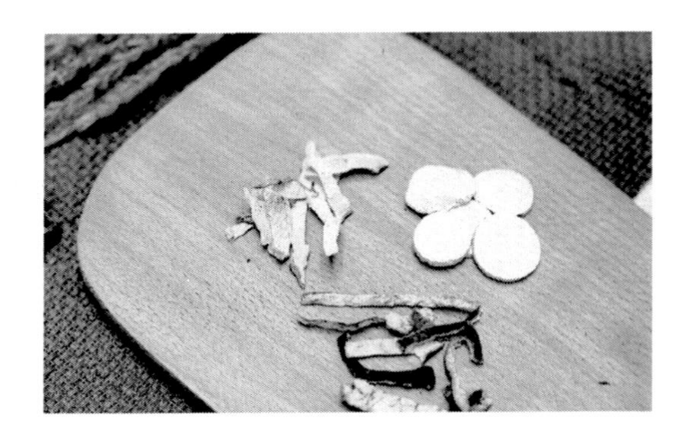

茯苓芡實赤小豆水

茯苓味甘、淡，性平，歸心、肺、脾、腎經，可利水滲溼，健脾寧心。芡實味甘、澀，性平，歸脾、腎經。赤小豆味甘、酸，性平，歸心、小腸經，可利水消腫。茯苓芡實赤小豆水可利水滲溼，緩解咽部異物感、下肢沉重、口吐痰涎；二則可健脾寧心，緩解心煩不安、食慾差、腹脹等症狀。

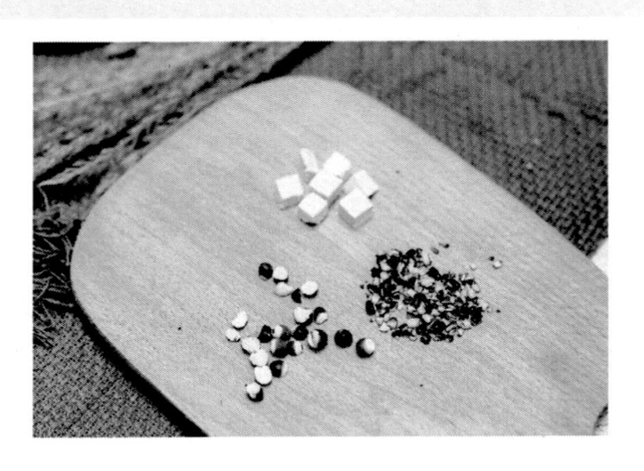

友情提醒

本章節所有食譜僅作為參考，若合併多種甲狀腺疾病，其中有限碘要求的，則以限碘要求為主，具體飲食注意情況可結合醫生建議。

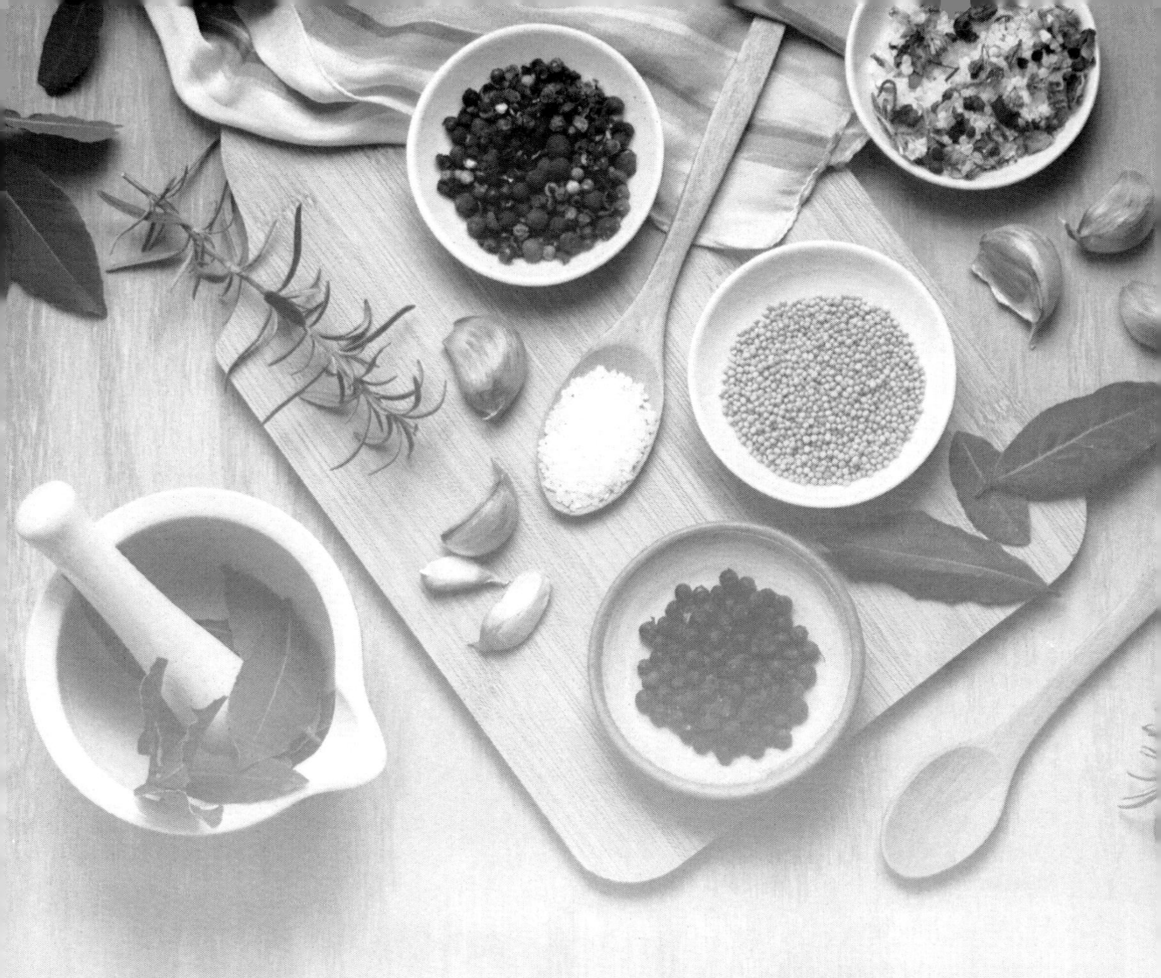

附錄

附錄 A　甲狀腺疾病自查表

當您體檢發現甲狀腺結節或甲狀腺功能出現異常時，可以按照下面的自評表進行自我評估：

(1) 是否存在脾氣急、易怒；或易生悶氣；或雖平素脾氣良好，但在生病前一段時間存在「壓力大」經歷（例如家人生病或去世、家庭關係惡化、工作壓力大等）。

(2) 是否存在乏力、易疲勞、易睏乏、上樓自覺「腳步重」的問題。

(3) 是否存在睡眠障礙，主要表現為入睡困難、睡眠淺、易醒，早晨起來覺得未休息好，甚者徹夜不眠。

(4) 是否伴有頸部「偏粗」、「偏胖」；或自覺頸部脹滿不適，或疼痛，或有吞嚥不暢感。

(5) 是否存在舌質暗、月經顏色深等現象。

(6) 是否存在大便溏稀、舌苔淡白、舌邊有齒痕、下肢水腫等現象。

(7) 是否存在怕風、怕冷、自汗、易感冒等現象。

(8) 是否存在食慾不振、便祕等消化功能失調現象。

(9) 是否存在心慌心悸、胸悶氣短、胸口壓抑等不適感。

(10) 是否存在類似女性更年期的「潮熱」現象或脫髮、記憶力減退現象。

(11) 是否存在類似於「慢性咽炎」表現，時常有痰；或有咽喉部異物感，吐之不出，咽之不下。

如出現以上症狀二項或以上，顯示您在患甲狀腺疾病變的同時，還伴有全身內環境紊亂或臟器功能失調的情況，建議至甲狀腺疾病專科門診進一步診斷、調理。

附錄 B　典型病案

一、甲狀腺功能亢進症

某患者，女，30 歲，於 2019 年 10 月 15 日初診。

主訴：發現頸部腫大 1 年餘。

病史：患者 1 年前因發現頸部腫大而進行檢查，診斷結果為甲狀腺功能亢進症，予甲巰咪唑口服治療，為求中醫治療至我科室就診。

刻下：頸部腫脹，目赤目脹，雙手震顫，情緒易激易怒，口苦，渴而多飲，怕熱，多汗，偶有心慌心悸，大便一日一行，質黏，伴排便不盡感，納可，眠佳，舌質紅，舌苔黃，邊有齒痕，脈弦數。查體：心率 90 次 / 分，甲狀腺呈 II 度腫大，質地稍韌。雙下肢凹陷性水腫。

輔助檢查：

甲狀腺功能：TT3 2.28 ng/mL，TT4 13.04μg/dL，FT3 8.99 pg/mL，FT4 3.68 ng/dL，TSH 0.00μIU/mL，TPOAb（＋）。

甲狀腺超音波：①雙側甲狀腺腫大，瀰漫性病變；②雙側頸部淋巴結腫大。

辨證：肝鬱化火、脾虛痰溼。

治則：清肝瀉火，益氣健脾。

方藥：

夏枯草 30g，蒲公英 45g，桔梗 18g，製香附 12g，柴胡 20g，射干

18g，澤瀉 20g，赤芍 18g，白芍 15g，合歡花 35g，生牡蠣 30g（先煎），貓爪草 20g，黃芩 28g，生石膏 100g（先煎），珍珠母 35g（先煎），牡丹皮 28g，知母 25g。

每日 1 劑，水煎服。西藥：甲巰咪唑片 10mg，每日 3 次。囑低碘飲食。

隨診：

2019 年 10 月 23 日複診：頸部粗大改善，情緒可控且明顯好轉，燥熱感較前明顯減輕，下肢輕度水腫，雙手震顫好轉，無汗出，無心慌心悸，納可，眠佳，大便改善，便質可，小便調，舌質紅，苔薄黃，舌邊有齒痕，脈弦數。上方部分藥物更改劑量為：柴胡 15g，合歡花 25g，射干 15g，桔梗 15g，貓爪草 25g。7 劑，煎服法同前。甲巰咪唑片同前。低碘飲食。

2019 年 10 月 29 日三診：患者情緒可，無燥熱感，頸部粗大無明顯變化，下肢水腫減輕，心慌手抖不顯，納眠可，二便調，舌質淡紅，苔薄白，脈弦。複查甲狀腺功能：TT3、TT4 正常，FT3 4.72 pg/mL，FT4 1.95 ng/dL，TSH 0.00μIU/mL，TPOAb（＋）。上方部分藥物更改劑量為：夏枯草 60g，貓爪草 20g，加決明子 15g。14 劑，煎服法同前。甲巰咪唑片減量，20mg/d。低碘飲食。

2019 年 11 月 12 日四診：情緒可，頸部變細，下肢已無明顯水腫，無心慌，無燥熱感，納眠可，二便調，舌質淡紅，舌苔薄白，脈略弦。複查甲狀腺功能 TSH 0.00μIU/mL，TPOAb（＋）。上方更改劑量為：澤瀉 15g，生石膏 80g，牛蒡子 12g。14 劑，煎服法同前。甲巰咪唑片減量，10mg/d。低碘飲食。

2019年12月3日五診：複查甲狀腺功能各項指標好轉，繼續服用中藥以疏肝健脾、化痰散結，並隨證加減，半個月後諸症皆好轉。1個月後停服中藥，囑其平時避免過度勞累，注意調暢情志，清淡、均衡、低碘飲食，定期複查。

二、甲狀腺功能減退症

林某，女，35歲，2016年12月初診。

主訴：發現甲狀腺功能減退1週。

病史：患者2016年12月體檢時檢查結果提示：橋本氏甲狀腺炎、甲狀腺功能減退症，開始口服左甲狀腺素鈉50μg，每日1次，甲狀腺功能五項恢復正常（詳見輔助檢查），為進一步診療就診我科室。

既往史：神經性皮膚炎，過敏性鼻炎。

刻下：情緒急躁、易怒，體力欠佳，以雙下肢為主，咽部異物感，痰色白、質黏，偶有胸悶，無潮熱等不適，神經性皮炎搔癢較為顯著。舌質淡紅，苔薄白，脈弦細。

輔助檢查：

2017年1月14日甲狀腺功能檢測結果：TT3 0.98 ng/mL，TT4 9.8μg/dL，FT3 3.30 pg/mL，FT4 1.04 ng/dL，TSH 2.88μIU/mL，TPOAb 130.4 IU/mL，TgAb 349.9 IU/mL，TRAb未測。

辨證：肝鬱脾虛、痰瘀化熱。

立法：疏肝健脾、化痰散瘀清熱。

方藥：

夏枯草 20g，浙貝母 30g，白芍 12g，黨參 12g，炙黃耆 20g，生黃耆 25g，北柴胡 20g，合歡花 20g，炙香附 12g，黃芩 15g，牡丹皮 15g，生牡蠣 30g（先煎），川芎 20g，防風 20g，紅花 15g，瓜蔞 25g，炒蒼耳子 10g，鬱金 15g，防己 20g，知母 12g，辛夷 10g，地膚子 15g。

每日 1 劑，水煎服。

外治法：理氣散結消癭膏外敷，每日 2 次。

西藥：左甲狀腺素鈉 50μg，每日 1 次。

隨診：患者規律服藥並複診，全身皮疹搔癢症狀好轉，乏力狀態好轉，情緒略好轉。

2017 年 2 月 19 日複查甲狀腺功能：TT3 0.84 ng/mL，TT4 8.25μg/dL，FT33.33 pg/mL；FT4 1.01 ng/dL，TSH 1.83μIU/mL，TPOAb 127.8 IU/mL，TgAb 209.6 IU/mL，TRAb 未測。藥物處方在原方基礎上予以隨症加減：增加烏梅 15g，清半夏 10g，陳皮 10g 等。西藥：左甲狀腺素鈉 25μg，每日 1 次（減量）。患者症狀逐步好轉，情緒改善顯著，周身皮疹搔癢好轉，過敏性鼻炎症狀明顯好轉，下肢酸沉感好轉。

2017 年 5 月複查甲狀腺功能：TT3 0.88 ng/mL，TT4 8.40μg/dL，FT3 3.03 pg/mL，FT4 1.02 ng/dL，TSH 1.66μIU/mL，TPOAb 94.13 IU/mL，TgAb 49.96 IU/mL，TRAb 未測。藥物處方隨症加減：因睡眠欠佳，增加炒棗仁 30g，首烏藤 30g，生龍骨 30g（先煎）；去除防風、防己、地膚子等。西藥：左甲狀腺素鈉 25μg，隔日 1 次（減量）。

2017 年 7 月 4 日複診：全部臨床症狀改善顯著，已無顯著乏力感覺，情緒明顯好轉、穩定，周身皮疹搔癢明顯緩解，複查甲狀腺功能穩定，TPOAb 持續下降，調整左甲狀腺素鈉 25μg，隔兩日 1 次（減量）；中藥處方調整如下：夏枯草 20g，浙貝母 20g，黃耆 20g，黃芩 25g，丹皮 20g，生牡蠣 30g（先煎），知母 18g，辛夷 12g，炒棗仁 20g，蒲公英 30g，赤芍 18g，蒼耳子 12g。

每日 1 劑，水煎服。

患者 2017 年 7 月末中藥治療足 1 個療程，予以停服中藥。2017 年 9 月、10 月複查甲狀腺功能五項，結果均正常，TPOAb 持續下降，依次減左甲狀腺素鈉劑量至 25μg、2 次 / 週，25μg、1 次 / 週，並於 2017 年 12 月成功停服左甲狀腺素鈉。

2018 年 3 月 24 日（停服中藥 8 個月、停服左甲狀腺素鈉 3 個月）複查甲狀腺功能如下：TT3 1.11 ng/mL，TT4 8.6μg/dL，FT3 3.35 pg/mL，FT4 0.92 ng/dL，TSH 2.48μIU/mL，TPOAb 36.83 IU/mL，TgAb 15.66 IU/mL，TRAb 未測。

三、自體免疫甲狀腺炎

梁某，女，36 歲，2019 年 8 月 8 日初診。

主訴：橋本氏甲狀腺炎確診 1 天。

病史：患者於 2019 年 8 月體檢，檢查結果提示：甲狀腺功能正常，甲狀腺球蛋白抗體升高，為 215.9 IU/mL（正常區間 0 ～ 115 IU/mL）；超音波檢查提示甲狀腺瀰漫性病變。為進一步診療就診我科室。

刻下：平素情緒急躁、易怒，疲勞乏力，偶有咽部異物感，無痰，時有燥熱，心慌，無胸悶、頸部自覺無腫脹，口乾，納可，眠可。舌質淡紅，苔薄白，脈弦細。

輔助檢查：

2019 年 8 月 7 日甲狀腺功能檢測：TT3 1.02 ng/mL，TT4 6.82μg/dL，FT3 3.63 pg/mL，FT4 0.89 ng/dL，TSH 2.46μIU/mL，TPOAb ＜ 5.00 IU/mL，TgAb 215.9 IU/mL，TRAb ＜ 0.3 IU/L。

辨證：肝鬱脾虛。

立法：疏肝解鬱、理氣健脾。

方藥：

夏枯草 30g，桔梗 18g，赤芍 18g，白芍 15g，柴胡 20g，合歡花 35g，香附 12g，射干 18g，黨參 18g，黃耆 45g，炙黃耆 30g，澤瀉 20g，生牡蠣 30g（先煎），珍珠母 35g（先煎），貓爪草 20g，黃芩 28g，牡丹皮 28g，知母 25g，蒲公英 45g。

每日 1 劑，水煎服。

外治法：理氣散結消癭膏外敷，每日 2 次。

隨診：患者規律服藥複診。

2019 年 8 月 15 日複診：訴咽部不適明顯好轉，情緒相對穩定，燥熱感好轉，乏力、疲勞改善不顯著，自覺眼部不適感，主要處方調整為：夏枯草 60g，桔梗 15g，合歡花 45g，射干 15g，黨參 20g，生黃耆 65g，炙黃耆 35g；加決明子 15g，茺蔚子 15g 等。

2019 年 9 月 12 日複診：諸症候明顯好轉，複查甲狀腺球蛋白抗體降至 177.5 IU/mL，主要處方調整為：去除澤瀉、茺蔚子；調整柴胡為 15g，合歡花 35g 等。

2019 年 10 月 28 日複診：所有症候基本緩解，複查甲狀腺球蛋白抗體，降至正常範圍內，為 48.50 IU/mL（正常區間 0 ～ 115 IU/mL），予以停止口服中藥，繼續中藥外敷治療。此後連續複查甲狀腺功能，抗體呈現逐步下降趨勢，未再復發；臨床症狀基本緩解並維持穩定，生活品質明顯好轉。

四、甲狀腺結節及腫瘤

陳某，女，39 歲，2019 年 10 月 26 日初診。

主訴：發現左側甲狀腺結節 1 個月餘。

病史：患者 1 個月前查體發現左側甲狀腺結節，2019 年 9 月 19 日於某市醫院行甲狀腺超音波檢查，結果提示：甲狀腺左側葉內可見一大小約 0.7 cm×0.3 cm 低回音結節，內可見高回音分布。甲狀腺功能：游離三碘甲狀腺原氨酸、游離甲狀腺素、促甲狀腺素、抗甲狀腺球蛋白抗體均在正常範圍內，甲狀腺過氧化物酶抗體升高。患者平素情緒急躁易怒，燥熱多汗，咽部異物感明顯，口乾口渴，小便黃，大便偏乾。

刻下：情緒急躁，燥熱多汗，黃痰不易咳，口乾明顯，小便黃，大便偏乾；甲狀腺 II 度腫大，質地偏韌，無明顯壓痛，皮溫正常，似可觸及雙側結節，隨吞嚥上下移動，無血管雜音，無震顫，無手抖；心率 89 次 / 分，律齊；舌質紅，舌苔黃膩，脈弦。

辨證：肝鬱氣滯、痰熱互結。

立法：疏肝散結、清熱化痰。

方藥：

夏枯草 30g，浙貝母 30g，陳皮 12g，法半夏 10g，紫蘇子 10g，桔梗 15g，射干 15g，牛蒡子 12g，木蝴蝶 10g，赤芍 18g，白芍 15g，柴胡 12g，合歡花 20g，炙香附 12g，鬱金 15g，貓爪草 20g，山慈菇 10g，麥冬 15g，玉竹 15g，黃芩 15g，丹皮 15g。

每日 1 劑，水煎服。

外治法：理氣散結消癭膏外敷，每日 2 次。

隨診：經治療 1 個月後，患者訴黃痰易咳，情緒明顯好轉，可自我調整，口乾減輕，大便較前通暢，次數增多。

2019 年 12 月 6 日複查甲狀腺超音波：甲狀腺雙側葉形態規則，邊界清晰，內部回音分布均勻，甲狀腺未見明顯異常。

繼續中藥治療 1 個月後，患者心情舒暢，無咳嗽、咳痰，無燥熱多汗，納眠可，二便調。

此後隨訪，患者訴複查超音波未見甲狀腺結節，無特殊不適。

五、亞急性甲狀腺炎

吳某，女，58 歲，2020 年 8 月 12 日初診。

主訴：發熱、頸部疼痛並確診亞急性甲狀腺炎 2 週。

病史：2020 年 7 月底，患者無明顯誘因出現發熱、頸部疼痛、甲狀腺區域疼痛，就診於某醫院。紅血球沉降率為 80 mm/h，C 反應蛋白為 67.1mg/L。甲狀腺及頸部淋巴結 B 超提示：甲狀腺腫大、亞急性甲狀腺炎的可能性大；甲狀腺功能、甲狀腺相關抗體及血常規未見明顯異常。診斷為亞急性甲狀腺炎，並予以解熱鎮痛藥物等治療，症狀無明顯改善。於 2020 年 8 月 12 日就診我科室。

刻下：發熱，最高體溫 39℃，頸部、甲狀腺區域疼痛明顯，伴乾咳，乏力，心悸，口乾，口苦，平素性情急躁，大便一日一行，不成形，睡眠尚可；舌質紅，苔薄黃，脈弦細。

辨證：肝氣鬱結、邪熱熾盛。

立法：疏肝理氣、清熱解毒。

方藥：

夏枯草 30g，桔梗 15g，赤芍 18g，白芍 15g，丹蔘 12g，醋北柴胡 20g，合歡花 25g，醋香附 12g，射干 15g，鬱金 18g，黃耆 15g，澤瀉 20g，炒酸棗仁 30g，首烏藤 55g，姜厚樸 15g，生石膏 120g（先煎），生牡蠣 30g（先煎），生龍骨 35g（先煎），珍珠母 35g（先煎），貓爪草 20g，黃芩 28g，牡丹皮 28g，知母 25g，蒲公英 65g，麥冬 20g，玉竹 20g，白花蛇舌草 15g，炒牛蒡子 12g，龍膽 6g。

每日 1 劑，水煎服。

外治法：理氣散結消癭膏外敷。

隨診：

2020 年 8 月 19 日複診：患者發熱次數明顯減少，發熱程度明顯降低，頸部甲狀腺區域疼痛明顯緩解，睡眠欠安，偶有心悸，情緒可。舌質紅，苔薄黃，脈弦細。中藥處方主要調整包括：上方去鬱金，加連翹 10g、薄荷 10g，改醋北柴胡 15g、炒酸棗仁 60g 等。

2020 年 8 月 26 日複診：患者仍有陣發性發熱，較前好轉，頸部甲狀腺區域疼痛不顯，乾咳明顯減輕，口乾緩解；睡眠欠安仍存，無明顯燥熱，納可；舌質紅，苔薄黃，脈弦細。中藥處方主要調整包括：上方去澤瀉、玉竹、龍膽；加地膚子 12g，白鮮皮 12g，茯神 30g；改生石膏 100g 等。

2020 年 9 月 15 日複診：患者體溫基本恢復正常，頸部甲狀腺區域疼痛不顯，睡眠改善。

刻下：情緒尚可，偶有燥熱，無心慌、心悸，小便黃；舌質紅，苔薄黃，脈弦細。複查，甲狀腺功能正常。甲狀腺及頸部淋巴結超音波顯示：甲狀腺體積較前減小，甲狀腺雙葉多發片狀低回音，考慮亞急性甲狀腺炎；甲狀腺左葉下極下方低回音結節，考慮為淋巴結。

吃對吃好，遠離甲狀腺疾病困擾：

中醫智慧 × 現代營養，美食與健康並存，讓你的甲狀腺重獲新生！

主　　編：丁治國
發 行 人：黃振庭
出 版 者：崧燁文化事業有限公司
發 行 者：崧燁文化事業有限公司
E-mail：sonbookservice@gmail.com
粉 絲 頁：https://www.facebook.com/sonbookss/
網　　址：https://sonbook.net/
地　　址：台北市中正區重慶南路一段 61 號 8 樓
8F., No.61, Sec. 1, Chongqing S. Rd., Zhongzheng Dist., Taipei City 100, Taiwan
電　　話：(02)2370-3310
傳　　真：(02)2388-1990
印　　刷：京峯數位服務有限公司
律師顧問：廣華律師事務所 張珮琦律師

-版權聲明

原著書名《甲状腺疾病饮食调养》。本作品中文繁體字版由清華大學出版社有限公司授權台灣崧博出版事業有限公司出版發行。
未經書面許可，不得複製、發行。

定　　價：330 元
發行日期：2024 年 07 月第一版
◎本書以 POD 印製
Design Assets from Freepik.com

國家圖書館出版品預行編目資料

吃對吃好，遠離甲狀腺疾病困擾：中醫智慧 × 現代營養，美食與健康並存，讓你的甲狀腺重獲新生！/ 丁治國 主編 . -- 第一版 . -- 臺北市：崧燁文化事業有限公司 , 2024.07
面；　公分
POD 版
ISBN 978-626-394-453-4(平裝)
1.CST: 甲狀腺疾病 2.CST: 健康飲食 3.CST: 中醫理論
415.662　　　113008556

電子書購買

爽讀 APP

臉書